経静脈的造影剤投与による検査

CQ	回答	レベル	グレード
CKD	eGFR＜30 mL/min/1.73 m²の場合，予防策を講ずることを推奨	Ⅳa(B)	B(2)
重症患者	重症患者では，造影剤投与の有無にかかわらず AKI を発症するリスクが高いため，適切な予防策を講ずることを推奨	Ⅳa(B)	該当せず(2)
造影剤の減量	診断能を保つことのできる範囲内で最小限の造影剤投与量を推奨	Ⅳa(C)	C1(2)
造影剤を減量する場合の撮影法	使用が可能な施設では低管電圧撮影と逐次近似画像再構成の併用を推奨	A	1
短期間反復検査	推奨しない	Ⅳa(C)	C2(2)

造影剤腎症の予防法：輸液

CQ	回答	エビデンスレベル	推奨グレード
生理食塩液	生理食塩液を造影検査の前後に経静脈的投与をすることを推奨	Ⅱ	A
飲水	飲水のみによる水分補給よりも輸液などの十分な対策を講じることを推奨	Ⅱ	C1
重炭酸ナトリウム(重曹)液	重炭酸ナトリウム(重曹)液投与は CIN 発症リスクを抑制する可能性があるため，輸液時間が限られた場合には，重曹液の投与を推奨	Ⅰ	B
短時間重曹輸液	輸液時間の限られた緊急症例を除き，長時間輸液を行うことを推奨	Ⅱ	C1

造影剤腎症予防のための輸液法
1. 生理食塩液を造影開始 6 時間前より 1 mL/kg/h で輸液し，造影終了後は 1 mL/kg/h で 6〜12 時間輸液
2. 緊急症例では重曹液を造影開始 1 時間前より 3 mL/kg/h で輸液し，造影終了後は 1 mL/kg/h で 6 時間輸液

造影剤腎症の予防法：薬物療法

CQ	回答	エビデンスレベル	推奨グレード
N-アセチルシステイン	推奨しない	Ⅰ	C2
hANP	推奨しない	Ⅱ	C2
アスコルビン酸	推奨しない	Ⅰ	C2
スタチン	推奨しない	Ⅰ	C2

造影剤腎症の予防法：血液浄化療法

CQ	回答	エビデンスレベル	推奨グレード
血液浄化療法	推奨しない 血液透析は施行しないことを推奨	Ⅰ	D

造影剤腎症発症後の治療法

CQ	回答	エビデンスレベル	推奨グレード
ループ利尿薬	推奨しない	Ⅵ	C2
輸液	体液量の低下がみられる場合を除いて推奨しない	Ⅵ	C2
低用量ドーパミン	推奨しない	Ⅱ	D
hANP	推奨しない	Ⅰ	D
急性血液浄化療法	腎機能予後改善を目的とした急性血液浄化療法は推奨しない	Ⅵ	C2
	乏尿を伴う全身状態不良な患者には推奨	Ⅵ	B

なお，Minds(2017)の推奨とエビデンスの強さで評価したものは( )内に記載した.

表紙写真提供：

　右側：3DCT 正常例（動脈相，静脈相，排泄相の fusion 画像）　　　日本医科大学放射線医学　　林　　宏光先生
　中央：重複腎盂尿管 CT urography　　　　　　　　　　　　　　　　日本医科大学放射線医学　　林　　宏光先生
　左側：（上）冠動脈血管造影，（下）MDCT　　　　　　　　　筑波大学医学医療系循環器内科学　　佐藤　　明先生

腎障害患者における ヨード造影剤使用に関する ガイドライン2018

共同編集

日本腎臓学会・日本医学放射線学会・日本循環器学会

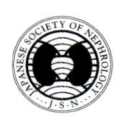 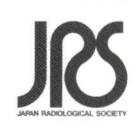 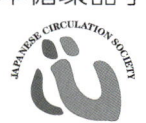

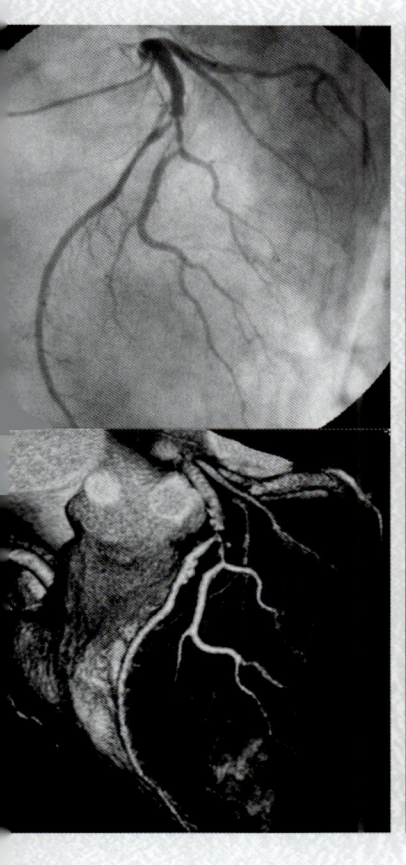 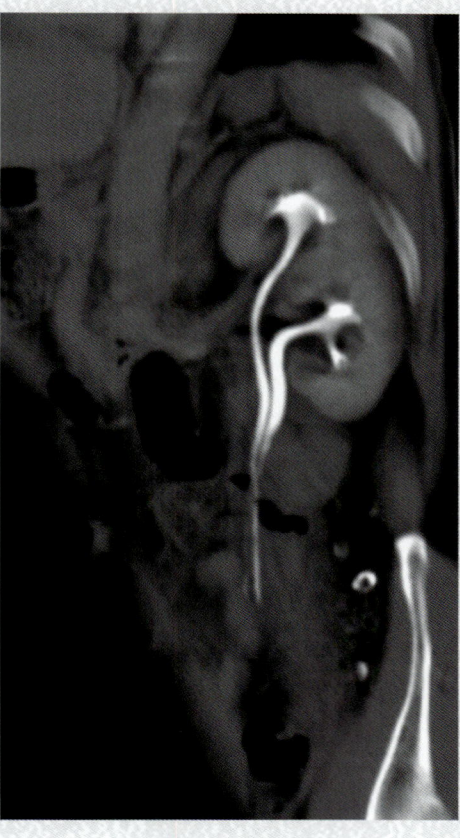 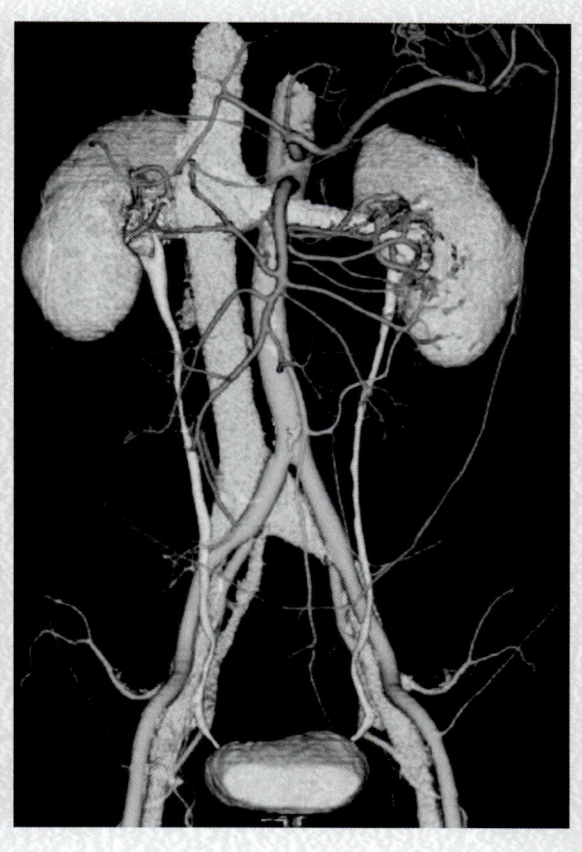

東京医学社

「腎障害患者におけるヨード造影剤使用に関する ガイドライン」の改訂にあたって

日本腎臓学会理事長

柏 原 直 樹

　診療現場において，ヨード造影剤を用いた画像診断法は必須の検査法の一つになっています．とりわけ，急性冠症候群や虚血性心疾患を扱う循環器疾患領域や心臓血管外科領域では，診断のみならず治療の領域においても必要欠くことができません．一方，循環器疾患と腎臓病は双方向性の関係を有しています．循環器疾患に腎機能低下を伴うことは通例であり，また逆に腎機能の低下とともに動脈硬化が進行し，高率に心不全を合併します．

　腎機能低下患者にヨード造影剤を使用する局面において，造影剤腎症発症のリスクを正確に事前評価し，いかにして予防と重症化抑制を図るかに，関係者は心を砕きます．2012 年，日本腎臓学会，日本医学放射線学会，日本循環器学会の共同事業として「腎障害患者におけるヨード造影剤使用に関するガイドライン 2012」を刊行いたしました．関連する 3 学会の英知を集めて，本邦で初めて発刊されたものであり，臨床現場で広く活用されました．

　この度，最新のエビデンスに基づき，再び 3 学会合同で本ガイドラインが改訂されました．初版発刊後，KDIGO による急性腎障害 AKI 診断基準が発表されており，改訂版はこれを踏まえています．科学的ガイドラインの作成には，網羅的なエビデンスの収集，緻密な解析からなる膨大な作業を要します．委員各位の献身的なご努力に敬意を表したく存じます．

　本ガイドラインは，医師のみならず診療放射線技師，看護師など多くの医療関係者に座右に置いて使われることを期待しております．本書が活用されることで，造影剤使用前の腎機能評価法の標準化・造影剤使用に適正化が進み，造影剤腎症の発症が予防され，重症化が抑制され，医療への貢献がなされることを期待しております．

日本医学放射線学会理事長

今 井　　裕

　最近の画像診断の進歩は，医療機器の目覚ましい進化により身体の細部にわたる病態の診断を可能にしました．そして画像診断は，現在の医療において欠くことのできない重要な役割を担っており，検査件数も年々増加傾向を示しています．それに伴い CT や血管造影検査に使用されるヨード造影剤を投与する件数も増えていますが，一方で造影剤を使用することにより起こりうる腎機能障害を予防しなければなりません．

　この度，ヨード造影剤を使用した画像診断や IVR 治療に関わる専門家としての日本医学放射線学会と日本循環器学会，そして腎障害の診断・治療を専門とする日本腎臓学会の 3 学会の共同で，「腎障害患者におけるヨード造影剤使用に関するガイドライン 2018」が作成されました．これは，2012 年に 3 学会の協力により作成された 2012 年度版を改訂したものです．

　本ガイドラインの目的は，放射線医療に実際に携わる医師のほか，診療放射線技師や看護師，そして画像検査を依頼する各科の臨床医にも知ってほしい腎障害患者におけるヨード造影剤の使用指針であります．

　本書は，本ガイドラインの概要，造影剤腎症の診断，リスク・患者評価，造影剤の種類や投与時における留意点，造影剤腎症の予防法や治療法について，これまでに報告されている論文などのエビデンスに基づいて詳細に解説されています．ヨード造影剤を使用する画像検査や治療に関わるすべての医療従事者には，臨床の現場において本ガイドラインを十分に活用して頂き，安心・安全な造影手技の確立をお願いいたします．

日本循環器学会代表理事

小 室 一 成

　この度「腎障害患者におけるヨード造影剤使用に関するガイドライン 2018」が日本腎臓学会，日本医学放射線学会，日本循環器学会の 3 学会共同で作成されました．本ガイドラインの目標は，造影剤を使用することによって起こる腎障害の発症を予防し，安全に検査を実施可能とすることであり，そのために患者の腎機能評価法の標準化と造影剤使用の適正化を目的としたものです．

　造影剤を用いた画像検査は循環器疾患の診断において無くてはならないものでありますが，一方で造影剤による腎障害は循環器医の頭を常に悩ますものです．前回 2012 年に発刊された本ガイドラインは大変好評であり，多くの循環器医が座右に置いて診療してきました．2012 年の発刊後，欧州泌尿生殖器放射線学会，米国放射線医学会がガイドラインを出版し，わが国からも急性腎障害診療ガイドラインが上梓されました．そのような状況の下，国内外の関連するガイドラインを考慮しながらも，多くの新しいエビデンスを盛り込んで，本ガイドライン 2018 が作成されました．

　近年，多くの学会がガイドラインを作成していますが，時にガイドラインによって違いがあり，診療する際に困ることがあります．本ガイドラインは，前回同様，造影剤腎障害に深くかかわる 3 学会が共同で作成しました．また Minds の推奨するクリニカルクエスチョンに基づいた記載になっており，実地診療に活かしやすくなっています．さらに改良された本ガイドラインが多くの先生方の診療のお役に立つことを心より祈念しています．

CONTENTS 目　次

「腎障害患者におけるヨード造影剤使用に関するガイドライン」作成委員会委員

2018

委員長

猪阪　善隆　　（大阪大学大学院医学系研究科腎臓内科学：日本腎臓学会）

林　　宏光　　（日本医科大学放射線医学：日本医学放射線学会）

青沼　和隆　　（筑波大学医学医療系循環器内科学：日本循環器学会）

委員

斎藤　能彦　　（奈良県立医科大学 循環器内科：日本循環器学会）

平山　篤志　　（大阪警察病院循環器内科：日本循環器学会）

室原　豊明　　（名古屋大学大学院医学系研究科循環器内科学：日本循環器学会）

桑鶴　良平　　（順天堂大学大学院医学研究科放射線診断学：日本医学放射線学会）

粟井　和夫　　（広島大学大学院医歯薬保健学研究科放射線診断学：日本医学放射線学会）

村上　卓道　　（神戸大学大学院医学研究科内科系講座放射線診断学分野：日本医学放射線学会）

菅野　義彦　　（東京医科大学腎臓内科学分野：日本腎臓学会）

小松　康宏　　（群馬大学大学院医学系研究科医療の質・安全学講座：日本腎臓学会）

藤垣　嘉秀　　（帝京大学医学部内科学講座：日本腎臓学会）

堀尾　　勝　　（大阪大学大学院医学系研究科保健学専攻機能診断科学講座：日本腎臓学会）

協力委員

佐藤　　明　　（筑波大学医学医療系循環器内科学：日本循環器学会）

高山　忠輝　　（日本大学医学部内科系循環器内科分野：日本循環器学会）

渡邉　真言　　（奈良県立医科大学循環器内科：日本循環器学会）

石井　秀樹　　（名古屋大学大学院医学系研究科循環器内科学：日本循環器学会）

村上　隆介　　（日本医科大学放射線医学：日本医学放射線学会）

柳生　行伸　　（近畿大学医学部放射線医学教室放射線診断学部門：日本医学放射線学会）

藤榮　博史　　（順天堂大学大学院医学研究科放射線診断学：日本医学放射線学会）

尾田済太郎　　（熊本大学大学院生命科学研究部画像診断解析学：日本医学放射線学会）

寺田　典生　　（高知大学医学部内分泌代謝・腎臓内科学教室：日本腎臓学会）

安田日出夫　　（浜松医科大学第一内科：日本腎臓学会）

常喜　信彦　　（東邦大学医療センター大橋病院腎臓内科：日本腎臓学会）

小川　智也　　（埼玉医科大学総合医療センター腎・高血圧内科，血液浄化センター：日本腎臓学会）

林　　宏樹　　（藤田医科大学医学部腎臓内科学：日本腎臓学会）

藤倉　知行　　（浜松医科大学第一内科：日本腎臓学会）

佐藤　太一　　（浜松医科大学第一内科：日本腎臓学会）

土井　研人　　（東京大学救急科学：日本腎臓学会）

宮内　隆政　　（聖路加国際病院腎臓内科：日本腎臓学会）

伊藤　雄伍　　（聖路加国際病院腎臓内科：日本腎臓学会）

宮沢　　亮　　（聖路加国際病院放射線科：日本腎臓学会）

古志　衣里　　（藤田医科大学医学部腎臓内科学：日本腎臓学会）

小杉　智規　　（名古屋大学医学部腎臓内科：日本腎臓学会）

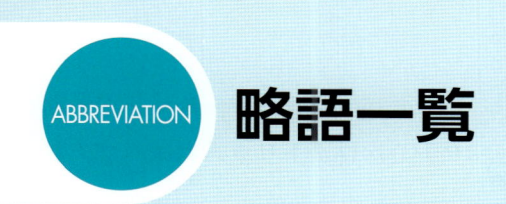

略語一覧

AAA	abdominal aortic aneurysm	腹部大動脈瘤
ACCF	American College of Cardiology Foundation	
ACEI	angiotensin converting enzyme inhibitor	アンジオテンシン変換酵素阻害薬
ACR	American College of Radiology	
ACS	acute coronary syndrome	急性冠症候群
ADQI	Acute Dialysis Quality Initiative	
AERD	aspirin exacerbated respiratory disease	アスピリン喘息
AHA/ACC	American Heart Association/ American College of Cardiology	
AHRQ	Agency for Healthcare Research and Quality	
AKI	acute kidney injury	急性腎障害
AKIN	Acute Kidney Injury Network	
ANP	atrial natriuretic peptide	心房性ナトリウム利尿ペプチド
ATN	acute tubular necrosis	急性尿細管壊死
BNP	brain natriuretic peptide	脳性ナトリウム利尿ペプチド
CAD	coronary artery disease	虚血性心疾患
CAG	coronary angiography	冠動脈血管造影法
CAPD	continuous ambulatory peritoneal dialysis	持続的携帯型腹膜透析
CCE	cholesterol crystal embolism	コレステロール結晶塞栓症
CCr	creatinine clearance	クレアチニンクリアランス
CHD	continuous hemodialysis	持続的血液透析
CHF	continuous hemofiltration	持続的血液濾過
CHDF	continuous hemodiafiltration	持続的血液濾過透析
CI	confidence interval	信頼区間
CIAKI	contrast induced AKI	造影剤誘発急性腎障害
CIN	contrast induced nephropathy	造影剤腎症
CKD	chronic kidney disease	慢性腎臓病
COX	cyclooxygenase	シクロオキシゲナーゼ
CTA	CT angiography	CT 血管造影
CTDI	computed tomography dose index	CT 被曝線量の指標
DSA	digital subtraction angiography	デジタル差引血管造影法
eGFR	estimated GFR	推算糸球体濾過量
ESUR	European Society of Urogenital Radiology	
FBP	filtered back projection	フィルタ補正逆投影法

GFR	glomerular filtration rate	糸球体濾過量
hANP	human atrial natriuretic peptide	ヒト心房性ナトリウム利尿ペプチド
HD	hemodialysis	血液透析
HDF	hemodiafiltration	血液濾過透析
HF	hemofiltration	血液濾過
IABP	intra-aortic balloon pumping	大動脈内バルーンパンピング
IR	inversion recovery	反転回復法
KDIGO	Kidney Disease：Improving Global Outcomes	
LVEF	left ventricular ejection fraction	左室駆出分画
MDRD	Modification of Diet in Renal Disease	
NAC	N−acetylcysteine	N−アセチルシステイン
NO	nitric oxide	一酸化窒素
NRD	nephropathy requiring dialysis	透析の必要な腎症
NSAIDs	non-steroidal anti-inflammatory drugs	非ステロイド系抗炎症薬
OR	odds ratio	オッズ比
PAD	peripheral arterial/artery disease	末梢閉塞性動脈疾患
PCI	percutaneous coronary intervention	経皮的冠動脈インターベンション
PREPARED	Preparation for Angiography in Renal Dysfunction	
PREVENT	Preventive strategies of renal insufficiency in patients with diabetes undergoing intervention or arteriography	
PTA	percutaneous transluminal angioplasty	経皮（経管）的血管形成（術）
PTRA	percutaneous transluminal renal angioplasty	経皮的腎血管形成（術）
RAS	renin angiotensin system	レニン・アンジオテンシン系
RCT	randomized-controlled trial	ランダム化比較試験
REMEDIAL	Renal Insufficiency Following Contrast Media Administration Trial	
RI	resistive index	腎血管抵抗
RIFLE	Risk, Injury, Failure, Loss of kidney function and End stage of kidney disease	
RR	relative risk	相対リスク
RRT	renal replacement therapy	腎代替療法
SCAI	The Society for Cardiovascular Angiography and Intervention	
SCr	serum creatinine	血清クレアチニン
SIRS	systemic inflammatory response syndrome	全身性炎症反応症候群
STEMI	ST elevation myocardial infarction	ST 上昇型心筋梗塞
TAVR	transcatheter aortic valve replacement	経カテーテル的大動脈弁置換術
UAP	unstable angina pectoris	不安定狭心症

腎障害患者における
ヨード造影剤使用に関する
ガイドライン 2018

腎障害患者におけるヨード造影剤使用に関するガイドラインの概要

1. ガイドライン改訂の目的

　ヨード造影剤を使用した画像診断は，日常臨床において必須の検査項目であり，多くの有益な情報をもたらす．しかしながら，腎機能が低下した患者に対して造影剤を使用することは，造影剤腎症を起こすリスクがあり，その使用法についての指針が必要である．そこで，造影剤を使用する側の専門家である日本医学放射線学会と日本循環器学会，腎障害を診療する専門家である日本腎臓学会の3学会共同で「腎障害患者におけるヨード造影剤使用に関するガイドライン2012」（以下ガイドライン）が2012年4月に刊行された．このガイドラインの目標は，造影剤を使用することによって起こる腎機能障害の発症を予防することである．そのため，造影剤を使用する患者に対する腎機能評価法の標準化と，造影剤使用の適正化を目的としている．またガイドラインの対象は造影剤を使用する医師，造影検査を依頼する医師のみならず，造影検査に携わる診療放射線技師や看護師などの医療関係者である．

　ガイドラインは，1960～2011年8月末までの期間に報告された論文などのエビデンスに基づき，Minds の推奨する手順によって作成された．このためガイドライン発行時には，いまだ急性腎障害（AKI）の診断基準が統一されず，REIFLE と AKIN を併せて紹介しており，KDIGO の AKI 診断基準に準拠していなかった．ガイドライン発行より5年が経過し，多くの研究成果が報告され，欧州泌尿生殖器放射線学会（European Society of Urogenital Radiology：ESUR）は2014年第3版を，米国放射線科医学会（American College of Radiology：ACR）は2016年に v10.2 のガイドラインを出版した．そこで，3学会共同で「腎障害患者におけるヨード造影剤使用に関するガイドライン」改訂を行うこととした．この間，2016年に KDIGO の AKI 診断基準に準拠して「急性腎障害診療ガイドライン2016」が上梓されたが，造影剤腎症に関する多くの論文は必ずしも KDIGO の AKI 診断基準に準拠していない．そこで改訂ガイドラインでは「造影剤腎症（contrast induced nephropathy：CIN）はどのように診断するか？」という CQ に変更し，前回のガイドラインを踏襲して「ヨード造影剤投与後，72時間以内に血清クレアチニン（SCr）値が前値より 0.5 mg/dL 以上または25％以上増加した場合を CIN と診断する．」と記載するとともに，KDIGO の AKI 診断基準を併記することとした．CIN の診断に AKI 診断基準が適用可能かについては，今後の研究を待ちたい．なお，2月18日の本ガイドライン改訂委員会開催後に，ESUR ガイドライン2018が入手できたため，当委員会の改訂との整合性についても確認を行った．

2. 本ガイドラインの使用上の注意

　本ガイドラインは基本的には現在の保険診療に基づいて記載されている．本ガイドラインは，医師が実地診療で造影剤を使用する場合の指針であり，最終的に造影剤の使用および造影剤腎症の予防的措置を講ずるかどうかは個別の症例で病態を把握し，患者への利益を考えたうえでの判断に委ねられる．本ガイドラインの内容に従わない造影剤の使用が行われても，個々の症例での特別な事情を勘案した主治医の判断が優先されるものであり，追訴されるべき法的

論拠を本ガイドラインが提供するものでは決してない.

3. 使用した論文の選択とエビデンスレベルと推奨グレード

　診療ガイドラインの作成はMindsの推奨する手順によって行った. ガイドライン作成委員会で協議のうえ，造影剤腎症に関連するテーマ（2〜10章）ごとにクリニカルクエスチョン（CQ）の修正・追加を決定した.

　各ワーキンググループは担当するCQに対して，2011年9月〜2017年3月末までの期間の論文を，文献データベースとしてPubMed，MEDLINE，The Cochrane Library，医学中央雑誌を使用して検索・抽出し，批判的吟味を行った. なお，2017年4月以降の論文についても，ガイドライン作成委員会の中で，必要に応じて追加した. エビデンスとして採用した文献に関してはエビデンスレベルを付けるとともに，アブストラクトテーブルに追加した.

　なお，2012年に発行された本ガイドラインは，2007年版のMindsガイドラインが推奨する手順によって作成されているため，以前のCQを改訂する場合は2007年版のMindsガイドラインが推奨する手順によって作成した. 第4章のCQ（CQ4-1〜3）と第6章のCQ6-1〜3とCQ6-5，新たに追加されたCQ3-12，CQ5-7は「Mindsガイドライン作成の手引き2014」と「Minds診療ガイドライン作成マニュアル2017」の推奨する手順によって作成された. 本ガイドラインでは，2種類のエビデンスと推奨の評価法が混在していることをご了承いただきたい. なお，アブストラクトテーブルは，CQによりエビデンスの総体を評価する新しい書式と旧いガイドラインのアブストラクトテーブルの書式のいずれかを用いた.

　CQに対する回答に対して，エビデンスレベルと推奨グレードを記載した. Minds 2017年の推奨する手順に従って作成されたCQでは，エビデンスの強さと推奨の強さを併せて記載した.

　エビデンスレベルと推奨グレードを以下に記載する.

Minds（2007）の推奨とエビデンスレベル

・エビデンスレベル

　レベルⅠ：システマティックレビュー/RCTのメタ解析

　レベルⅡ：1つ以上のランダム化比較試験

　レベルⅢ：非ランダム化比較試験

　レベルⅣa：コホート研究

　レベルⅣb：症例対照研究，横断研究

　レベルⅤ：症例報告，ケースシリーズ

　レベルⅥ：患者データに基づかない，専門委員会や専門家個人の意見

・推奨グレード

　グレードA：強い科学的根拠があり，行うように強く勧められる

　グレードB：科学的根拠があり，行うように勧められる

　グレードC1：科学的根拠はないが，行うように勧められる

　グレードC2：科学的根拠はないが，行うように勧められない

　グレードD：無効性あるいは害を示す科学的根拠があり，行わないように勧められる

　各CQに対する回答およびその推奨グレードの決定に際しても，デルファイ法を採用した. 本書を使用する場合には，エビデンスレベルよりもCQに対する回答の推奨グレードを重視していただきたい. 推奨グレードにはエビデンスレベルだけでなく，エビデンスの質や臨床的重要性，害やコストに関する情報，保険適用があるか，国内で販売されているかなどに応じた判

断も含まれている.

Minds（2017）の推奨とエビデンスレベル

エビデンスの強さ

A　強：強く確信がある

B　中：中程度の確信がある

C　弱：確信は限定的である

D　とても弱い：ほとんど確信できない

推奨の強さ

1：強く推奨する

2：弱く推奨する（提案する）

なし：明確な推奨ができない

4. 外部評価

外部評価委員として，日本腎臓学会，日本医学放射線学会，日本循環器学会から2名ずつを選出していただき，診療放射線技師や看護師各2名の評価を受けた．また，本ガイドライン最終案は3学会のホームページ上での閲覧を許可し，パブリックコメントをいただいた．これらのコメントをガイドライン作成委員会で協議して盛り込み，ガイドラインを確定した.

5. 今後の予定

本ガイドラインは書籍として刊行（東京医学社）後，和文にて日本腎臓学会誌，日本循環器学会公式ガイドラインに掲載し，また各学会のホームページに公開する予定である．ダイジェスト版を発行予定である．英訳版も作成し，各学会の英文誌に掲載予定である．また，日本医療評価機構のMindsでの公開も行う予定である.

6. 利益相反

本ガイドラインの作成にあたっては，日本腎臓学会の資金でガイドライン作成委員会を開催した．交通費に関しては日本腎臓学会，日本医学放射線学会，日本循環器学会で負担した.

作成にかかわった委員および査読委員からは利益相反に関する申告書を提出していただき，各学会で管理することとした.

7. 改訂版の主な変更点

「腎障害患者におけるヨード造影剤使用に関するガイドライン2012」と今回の改訂版の主な変更点は下記の通りである．まずは，主な変更点に目を通していただきたいが，大きな変更がない項に関しても新規論文を採用しており，ぜひ通読いただきたい.

なお，ガイドライン委員会終了後にESURの造影剤ガイドライン2018が出版された（Recommendations for updated ESUR Contrast Medium Safety Committee guidelines. European Radiology 2018)[1,2]．本改訂版とESUR版の整合性についても委員が確認を行い，本文中に追記を入れている.

1. van der Molen AJ, Reimer P, Dekkers IA, Bongartz G, Bellin MF, Bertolotto M, et al：Post-contrast acute kidney injury- Part 1：Definition, clinical features, incidence, role of contrast medium and risk factors：Recommendations for updated ESUR Contrast

Medium Safety Committee guidelines. Eur Radiol 2018.

2. van der Molen AJ, Reimer P, Dekkers IA, Bongartz G, Bellin MF, Bertolotto M, et al：Post-contrast acute kidney injury. Part 2：risk stratification, role of hydration and other prophylactic measures, patients taking metformin and chronic dialysis patients：Recommendations for updated ESUR Contrast Medium Safety Committee guidelines. Eur Radiol 2018.

2012 年版と 2018 年版の相違点，ESUR 造影剤 GL に関する追記

	2012 年版	2018 年版	相違点，変更理由など
2 章	造影剤腎症(contrast induced nephropathy：CIN)はどのように定義されるか？	造影剤腎症(contrast induced nephropathy：CIN)はどのように診断するか？	KDIGO の AKI 診断基準が提唱されたが，これまでの報告は必ずしも KDIGO の AKI 診断基準に準拠していないため ESUR 造影剤 GL の定義を追記
3 章 CQ3-1	CKD は CIN 発症のリスクを増加させるか？	CKD 患者では CIN 発症のリスクが増加するか？	大きな修正はなし ESUR 造影剤 GL に関する追記あり
CQ3-2	加齢は CIN 発症のリスクを増加させるか？	加齢は CIN 発症のリスクを増加させるか？	
CQ3-3	糖尿病は CIN 発症のリスクを増加させるか？	糖尿病は CIN 発症のリスクを増加させるか？	
CQ3-4	RAS 阻害薬使用は CIN 発症のリスクを増加させるか？	RAS 阻害薬使用は CIN 発症のリスクを増加させるか？	エビデンスレベル・推奨グレードの修正
CQ3-5	利尿薬使用は CIN 発症のリスクを増加させるか？	利尿薬使用を継続することは CIN 発症のリスクを増加させるか？	継続使用と介入に分けて CQ を作成．推奨グレードの修正
CQ3-6		予防的な利尿薬の介入は CIN 発症のリスクを増加させるか？	
CQ3-7 (CQ3-6)	NSAIDs 使用は CIN 発症のリスクを増加させるか？	NSAIDs 継続内服は CIN 発症のリスクを増加させるか？	大きな修正はなし
CQ3-8 (CQ3-7)	ビグアナイド系糖尿病薬を服用している患者へのヨード造影剤投与は，乳酸アシドーシスのリスクを増加させるか？	ビグアナイドの使用は乳酸アシドーシスのリスクを増加させるか？	エビデンスレベルの修正
CQ3-9 (CQ3-8)	CIN の発症は CKD 患者の生命予後を増悪させるか？	CIN の発症は CKD 患者の生命予後を悪化させるか？	大きな修正はなし
CQ3-10 (CQ3-9)	腹膜透析患者への造影剤投与は残存腎機能低下のリスクを増加させるか？	腹膜透析患者への造影剤投与は残存腎機能低下のリスクを増加させるか？	
CQ3-11 (CQ3-10)	CIN の発症に関するリスクスコアは有用か？	CIN の発症に関するリスクスコアは有用か？	
CQ3-12		片腎は CIN 発症のリスクを増加させるか？	新規 CQ
4 章 (CQ4-1)	造影剤投与量の減量は CIN 発症のリスクを減少させるか？	削除	CQ6-3 に統合
(CQ4-2)	低浸透圧造影剤は高浸透圧造影剤と比較して CIN 発症のリスクを減少させるか？		コラムに記載
CQ4-1 (CQ4-3)	等浸透圧造影剤と低浸透圧造影剤との間で CIN の発症リスクに違いがあるか？	等浸透圧造影剤と低浸透圧造影剤との間で CIN 発症のリスクに違いがあるか？	エビデンスレベルの修正
CQ4-2 (CQ4-4)	異なる種類の低浸透圧造影剤間で CIN 発症のリスクに違いがあるか？	異なる種類の低浸透圧造影剤間で CIN 発症のリスクに違いがあるか？	大きな修正はなし
CQ4-3 (CQ4-5)	造影剤の侵襲的(経動脈)投与は，非侵襲的(経静脈)投与と比較して CIN 発症のリスクを増加させるか？	造影剤の侵襲的(経動脈)投与は非侵襲的(経静脈)投与に比較して CIN 発症のリスクを増加させるか？	回答に追記
5 章 CQ5-1	CKD は CAG による CIN 発症のリスクを増加させるか？	CKD 患者では CAG による CIN 発症のリスクが増加するか？	大きな修正はなし
CQ5-2	CAG において造影剤使用量の減量は CIN 発症のリスクを減少させるか？	CAG において造影剤の減量は CIN 発症のリスクを減少させるか？	
CQ5-3	CAG の短時間反復検査は CIN 発症のリスクを増加させるか？	CAG の短期間反復検査は CIN 発症のリスクを増加させるか？	
CQ5-4	CKD は PCI による CIN の発症を増加させるか？	CKD 患者では PCI による CIN の発症のリスクが増加するか？	
CQ5-5	CIN とコレステロール塞栓症による腎機能低下をどのように鑑別できるか？	CIN とコレステロール塞栓症による腎機能低下はどのように鑑別できるか？	

	2012 年版	2018 年版	相違点，変更理由など
CQ5-6		CIN の発症は心血管イベントを増加させるか？	新規 CQ
CQ5-7		CKD 患者では経カテーテル的大動脈弁置換術 (TAVR) により CIN・AKI 発症のリスクが増加するか？	新規 CQ
6 章 CQ6-1	CKD は造影 CT による CIN 発症のリスクを増加させるか？	CKD 患者では造影 CT による CIN 発症のリスクが増加するか？	予防策を講じる eGFR を 30 未満に変更した． ESUR 造影剤 GL に関する追記あり
CQ6-2	外来の造影 CT は入院の造影 CT に比べて CIN 発症のリスクが高いか？	集中治療患者や重症の救急外来患者では造影 CT により CIN 発症のリスクが増加するか？	CQ における入院の造影 CT をより具体的に限定した
CQ6-3 (CQ6-2)	造影 CT において造影剤投与量の減量は CIN 発症のリスクを減少させるか？	造影 CT において造影剤の減量は CIN 発症のリスクを減少させるか？	CIN を発症するリスクの投与量のグラフを刷新した
CQ6-4		造影 CT において造影剤を減量する場合に推奨される撮影法はあるか？	新規 CQ
CQ6-5 (CQ6-3)	造影 CT の短期間反復検査は CIN 発症のリスクを増加させるか？	造影 CT の短期間の反復検査は CIN 発症のリスクを増加させるか？	エビデンスレベル，推奨グレードの修正
7 章 CQ7-1	生理食塩水投与は CIN 発症のリスクを減少させるか？	CIN 発症予防に生理食塩液投与は推奨されるか？	大きな修正はなし
CQ7-2	飲水は輸液と同等に CIN 発症のリスクを減少させるか？	CIN 発症予防に飲水は推奨されるか？	
CQ7-3	重炭酸ナトリウム (重曹) 液投与は CIN 発症のリスクを減少させるか？	CIN 発症予防に重炭酸ナトリウム (重曹) 液投与は推奨されるか？	
CQ7-4	短時間の輸液は長時間の輸液と同等に CIN 発症を予防できるか？	CIN 発症予防に造影剤使用前の短時間重曹輸液は推奨されるか？	造影剤使用前の重曹短時間輸液との比較とした
8 章 CQ8-1	N-acetylcystein (NAC) 投与は CIN 発症のリスクを減少させるか？	CIN 発症予防に N-acetylcystein (NAC) 投与は推奨されるか？	大きな修正はなし
CQ8-2	hANP 投与は CIN 発症のリスクを減少させるか？	CIN 発症予防に hANP 投与は推奨されるか？	
CQ8-3	アスコルビン酸投与は CIN 発症のリスクを減少させるか？	CIN 発症予防にアスコルビン酸投与は推奨されるか？	エビデンスレベルの修正
CQ8-4	スタチン投与は CIN 発症のリスクを減少させるか？	CIN 発症予防にスタチン投与は推奨されるか？	大きな修正はなし
9 章 CQ9-1	CIN の発症予防を目的とした造影剤投与後の血液透析療法は，CIN 発症のリスクを減少させるか？	CIN 発症予防に造影剤投与後の血液浄化療法は推奨されるか？	血液浄化療法として統合した．特に血液透析療法はリスクを増やすことを記載．
	血液透析に比べて，血液濾過は CIN 発症のリスクを減少させるか？		
10 章 CQ10-1	CIN 発症後のループ利尿薬投与は腎機能障害の進行を抑制するか？	CIN 発症後の治療を目的としたループ利尿薬の投与は推奨されるか？	エビデンスレベル，推奨グレードの修正
CQ10-2	CIN 発症後の輸液療法は腎機能障害の進行を抑制するか？	CIN 発症後の治療を目的とした輸液療法は推奨されるか？	エビデンスレベルの修正
CQ10-3	CIN 発症後の低用量ドーパミン投与は腎機能障害の進行を抑制するか？	CIN 発症後の治療を目的とした低用量ドーパミン投与は推奨されるか？	エビデンスレベルの修正
CQ10-4	CIN 発症後の hANP 投与は腎機能障害の進行を抑制するか？	CIN 発症後の治療を目的とした hANP 投与は推奨されるか？	大きな修正はなし
CQ10-5	CIN 発症後の急性血液浄化療法は腎機能予後を改善するか？	CIN 発症後の治療を目的とした急性血液浄化療法は推奨されるか？	

2012 年度版では，5 章侵襲的診断法 (心臓カテーテル検査など)，6 章非侵襲的診断法 (造影 CT など) としていたが，本ガイドラインでは，5 章経動脈的造影剤投与による検査・治療，6 章経静脈的造影剤投与による検査とした．また，CQ の (　) は 2012 年度版の CQ を示す．

造影剤腎症（contrast induced nephropathy：CIN）はどのように診断するか？

▶回答

　一般的にはヨード造影剤投与後，72時間以内に血清クレアチニン（SCr）値が前値より0.5 mg/dL以上または25%以上増加した場合にCINと診断する．また，CINは急性腎障害（acute kidney injury：AKI）の1つでもあるので，AKIの診断基準を用いて評価することも行われている（KDIGO Clinical Practice Guideline for Acute Kidney Injury[1]）．KDIGOのAKIの診断基準では，ヨード造影剤投与後，48時間以内にSCr値が前値より0.3 mg/dL以上増加した場合，またはSCr値がそれ以前7日以内にわかっていたか，あるいは予想される基礎値より1.5倍以上の増加があった場合，または尿量が6時間にわたって<0.5 mL/kg/hに減少した場合にCINと診断し，重症度（病期）は表2により評価される．

解　説　CQ②-1

　CIN発症のリスクは腎機能低下に応じて増加するので，造影前にできるだけ直近のSCr値を用いて腎機能を評価することが重要である．慢性腎臓病（CKD）の腎機能による重症度分類（表1）では，GFR<60 mL/min/1.73 m²のG3a～G5がCKDに該当する．腎機能がGFR 60 mL/min/1.73 m²以上で蛋白尿がある症例もCKDと診断されるが，このガイドラインではGFR<60 mL/min/1.73 m²の腎機能低下例のみをCKDと表現する．GFR評価には，以下の推算式による推算GFR（eGFR）を用いる．

　検査前の腎機能評価はeGFRで行うが，CINの診断はeGFRの変化ではなく，SCr値の変化で評価する．なお，急性腎障害によりGFRが低下してもSCrは24～48時間程度の遅れをもって上昇するため，SCrに基づいて計算されたeGFRもまた，リアルタイムに真のGFRを示さないことに留意する．

日本人のGFR推算式（18歳以上を対象）
$$eGFRcreat(mL/min/1.73 m^2) = 194 \times Cr^{-1.094}\ Age^{-0.287}（女性は\times 0.739）$$

表 1　CKD の重症度分類 (2012)

原疾患	蛋白尿区分		A1	A2	A3
糖尿病	尿アルブミン定量 (mg/day)		正常	微量アルブミン尿	顕性アルブミン尿
	尿アルブミン/Cr 比 (mg/gCr)		30 未満	30～299	300 以上
腎炎 高血圧 多発性嚢胞腎 移植腎 不明 そのほか	尿蛋白定量 (g/day)		正常	軽度蛋白尿	高度蛋白尿
	尿蛋白/Cr 比 (g/gCr)		0.15 未満	0.15～0.49	0.50 以上
GFR 区分 (mL/min/1.73 m^2)	G1	正常または高値 ≧90			
	G2	正常または軽度低下 60～89			
	G3a	軽度～中等度低下 45～59			
	G3b	中等度～高度低下 30～44			
	G4	高度低下 15～29			
	G5	末期腎不全 <15			

KDIGO CKD guideline 2012 を日本人用に改変

透析や腎移植などが必要な末期腎不全や，脳卒中，心筋梗塞，心不全などの心血管系疾患の発症リスクを低い方から，□→□→□→□と色分けしている.

　CIN とは，ヨード造影剤による腎障害のことで，造影後に腎機能低下がみられ，造影剤以外の原因 (コレステロール塞栓など) が除外される場合に診断される. 一般的に腎機能低下は可逆的で，SCr 値は 3～5 日後にピークに達した後，7～14 日後に前値に戻る. 症例によっては，腎機能低下が進行し，人工透析が必要となる場合もある.

　臨床研究では，CIN の診断基準として SCr 値の 0.5 mg/dL 以上の増加，1.0 mg/dL 以上の増加，25% 以上の増加，50% 以上の増加など，さまざまな基準が用いられ，腎機能低下を評価する時期も造影後 24 時間，48 時間，72 時間，4 日，7 日など一定していない. 一般的には造影後，72 時間以内に SCr 値が前値より 0.5 mg/dL 以上または 25% 以上増加した場合と定義され，多くの臨床研究で用いられてきた. 実臨床では 72 時間にこだわらず，CIN 発症が疑われる場合は，より早期から，そして経時的な SCr 値評価を行うことが重要である.

　CIN の発症頻度は診断基準に大きく依存し，造影前の腎機能など CIN 発症群の臨床的な特質も診断基準に影響される. 1999 年に欧州泌尿生殖器放射線学会 (ESUR) より発表された定義である「72 時間以内に SCr 値が前値より 0.5 mg/dL 以上または 25% 増加した場合」が広く用いられてきた[2]. 一方，CIN は急性腎障害 (acute kidney injury：AKI) の 1 つであるので，AKI の診断基準を用いて評価することも試みられてきた. AKI の国際的な診断基準は，2004 年に Acute Dialysis Quality Initiative (ADQI) により作成された RIFLE 分類，2007 年に Acute Kidney Injury Network (AKIN) により作成された AKIN 分類，2012 年に KDIGO により作成された AKI のガイドライン (KDIGO Clinical Practice Guideline for Acute Kidney Injury)[1] がある. KDIGO の AKI ガイドラインでは 48 時間以内に SCr 値の 0.3 mg/dL 以上の増加，または 6 時間以上の尿量減少 (<0.5 mL/kg/h) などを AKI の診断基準としており，CIN も AKI の 1 つ

として同一基準で評価する方針が示された．KDIGO による AKI 診断基準は，2016 年にわが国において発表された急性腎障害(AKI)診療ガイドライン 2016[3]においても支持されているが CIN の診断基準は含まれていない．2018 年に発表された ESUR ガイドラインでは CIN の定義として，KDIGO の AKI ガイドラインに準拠して，造影剤投与後 48～72 時間以内に SCr 値が基準値より 0.3 mg/dL 以上の増加，もしくは 1.5～1.9 倍の増加と定義しているが，CIN の発症は腎機能正常者にはまれで，腎機能が低下するほど頻度が高い．乏尿を伴う CIN もまれである．SCr 値の 0.3 mg/dL の変化は，腎機能低下例での AKI の診断基準としては鋭敏すぎる可能性もある．CIN の発症予防など，臨床研究を推進していくためにも診断基準の標準化が必要でありAKI の診断基準を用いることは有用であるが，造影剤腎症の診断基準として広く認められているとは言えない．このため，このガイドラインでは従来の CIN 診断基準と KDIGO の AKI 診断基準を併記した．

AKI の定義と重症度分類

2012 年に KDIGO により AKI のガイドライン(KDIGO Clinical Practice Guideline for Acute Kidney Injury)が作成された．48 時間以内に SCr 値が≧0.3 mg/dL 上昇した場合；または SCr 値がそれ以前 7 日以内にわかっていたか，あるいは予想される基礎値より≧1.5 倍の増加があった場合；または尿量が 6 時間にわたって<0.5 mL/kg/h に減少した場合を AKI の診断基準としており，CIN も AKI の 1 つとして同一基準で評価することとしている．AKI は以下の基準により重症度(病期)分類される．

表 2　AKI 重症度(病期)

病期	血清クレアチニン	尿量
1	基礎値の 1.5～1.9 倍 または≧0.3 mg/dL の増加	6～12 時間で<0.5 mL/kg/h
2	基礎値の 2.0～2.9 倍	12 時間以上で<0.5 mL/kg/h
3	基礎値の 3 倍 または≧4.0 mg/dL の増加 または腎代替療法の開始 または 18 歳未満の患者では eGFR<35 mL/min/1.73 m^{2}の低下	24 時間以上で<0.3 mL/kg/h または 12 時間以上の無尿

Column

血清 Cr の変動

腎機能は一定ではなく，食事，運動，体液量変化が影響する．また，クレアチニンの尿細管分泌を抑制する薬物は SCr 値を増加させる．加熱調理した肉類やクレアチニンを含むサプリメントを摂取するとクレアチニンの吸収による SCr 値の増加がみられるので，SCr 値の変動に関して以下の点に留意が必要である．

①SCr 値には 10％程度の日内変動がある．

②SCr 値は，激しい運動時や肉の大量摂取時には上昇し，蛋白摂取制限時には低下する．

③シメチジン，トリメトプリムは尿細管のクレアチニン排泄を減少させ，SCr 値を上昇させる可能性がある．

Column 　血清シスタチン C による GFR 推算式

　シスタチン C は新たな GFR マーカーとして保険適用となっており，3 カ月に 1 回の測定が可能である．近年，国際的な標準物質 (ERM-DA471/IFCC) により，測定法が標準化したため日本人の血清シスタチン C 値による推算式が作成された．

> 男性：$eGFR_{cys}$ (mL/min/1.73 m²) = $(104 \times Scys^{-1.019} \times 0.996^{Age}) - 8$
> 女性：$eGFR_{cys}$ (mL/min/1.73 m²) = $(104 \times Scys^{-1.019} \times 0.996^{Age} \times 0.929) - 8$

- 血清シスタチン C 値は筋肉量や食事，運動の影響を受けにくいため，SCr 値による GFR 推算式では評価が困難な場合に有用と思われる．
  筋肉量が少ない症例 (四肢切断，長期臥床例，るいそうなど)
  筋肉量が多い症例 (アスリート，運動習慣のある高齢者など)
- 血清シスタチン C 値に影響する因子として腎機能以外に妊娠，HIV 感染，甲状腺機能障害などが報告されている．薬剤による影響など十分にわかっていない点もある．
- シスタチン C は腎外での代謝・排泄が推測され，末期腎不全であっても血清シスタチン C 値の増加は 5〜6 mg/L で頭打ちとなる．推算式中の −8 mL/min/1.73 m²は腎外での代謝・排泄を想定した定数である．血清シスタチン C 値が 7 mg/L 以上では eGFR がマイナス値に算出される場合もあり，この場合は eGFR<5 mL/min/1.73 m²の末期腎不全と評価する．
- 一般的には SCr 値による eGFR と血清シスタチン C 値による eGFR の平均値を用いると，推算 GFR の正確度は高くなるので，eGFR=60 mL/min/1.73 m²付近での CKD 評価など，より正確な推算 GFR が必要な場合に両者を算出することは有用である．

Column 　AKI 診療ガイドライン 2016

　米国では急性腎障害 (AKI：Acute Kidney Injury) が急増しており，高齢化，CKD や糖尿病患者の増加などにより 20 年間に約 5 倍増えている．2012 年に KDIGO による AKI 診断基準が策定され[1]，国際的に統一された基準が使われるようになったことから，本邦でも AKI のガイドラインが 2016 年に発表された[3]．AKI はさまざまな病態を背景として発症する疾患スペクトラムの広い症候群であるが，AKI のなかでも造影剤腎症は頻度が高く，CKD 患者など高リスク群では特に注意が必要である．AKI の発症リスクとその評価についてガイドラインでは手術に関連した場合と心不全などの病態でのリスクをまとめてある．両者とも，もともとの腎機能低下の有無，加齢が影響することが示されているが，特に敗血症については，レニン-アンジオテンシン (RA) 系阻害薬の内服患者において，AKI 発症頻度が上昇したということが述べられている．

　現在は血清クレアチニン値が診断のマーカーであるが，術後 24〜48 時間で上昇することが多く，診断が遅れがちであり，早期診断のバイオマーカーとして，尿中 NGAL (Neutrophil Gelatinase-Associated Lipocalin)，L-FABP (Liver-type Fatty Acid-Binding Protein)，尿中シスタチン C について言及している．また，AKI 患者の長期フォローアップも重要である．近年，AKI の長期予後は不良で，多くが CKD になることがわかってきた．また，一度 AKI になると高血圧や心臓病も発症しやすいことも示されている．発症 3 カ月後を目安に患者の状態を確認し，それに応じて長期フォローアップをすることが提案されている．

　AKI の発症リスクとして，加齢や発症前から存在する腎機能低下であることは明らかで，高齢者は両者を有する高リスク群である．高齢者の AKI の発症のリスク因子としては，RA 系阻害薬，利尿薬，非ステロイド性抗炎症薬，ビタミン D 製剤などの服用があげられる．また高齢者が脱水，発熱，感染症になると AKI を発症しやすい．リスク因子となる薬の使用は必要最小限にし，常用している高齢患者には腎機能検査を行うなど，AKI の早期発見，重症化予防を念頭においた診療を行う必要がある．高齢者に造影剤を使用する場合，多くの AKI 発症のリスク因子を有している可能性があり十分な注意が必要である．

文　献

1) KDIGO AKI Work Group. KDIGO clinical practice guideline for acute kidney injury. Kidney Int (Suppl). 2012；17：1-138.
2) Morcos SK, Thomsen HS, Webb JA：Contrast-media-induced nephrotoxicity：a consensus report. Contrast Media Safety Committee, European Society of UrogenitalRadiology (ESUR). Eur Radiol 1999；9：1602-1613.
3) AKI (急性腎障害) 診療ガイドライン 2016．AKI (急性腎障害) 診療ガイドライン作成委員会 (編)：日本腎臓学会，日本集中治療医学会，日本透析医学会，日本急性血液浄化学会，日本小児腎臓病学会，東京医学社，東京，2016．

③ リスク・患者評価

CQ③-1

CKD 患者では CIN 発症のリスクが増加するか？

▶ 回 答

CKD（eGFR＜60 mL/min/1.73 m^2）は CIN 発症のリスクファクターである．ただし，造影剤の投与経路や患者の病態によってリスクは異なる（参照 3〜6 章）．

エビデンスレベルⅣa　推奨グレード　該当せず

CQ③-2

加齢は CIN 発症のリスクを増加させるか？

▶ 回 答

加齢は CIN 発症のリスクファクターである．

エビデンスレベルⅣa　推奨グレード　該当せず

CQ③-3

糖尿病は CIN 発症のリスクを増加させるか？

▶ 回 答

CKD（eGFR＜60 mL/min/1.73 m^2）を伴う糖尿病は CIN 発症のリスクファクターであるが，CKD を伴わない糖尿病が CIN 発症のリスクファクターであるかどうかは明らかではない．

エビデンスレベルⅣa　推奨グレード　該当せず

背 景

臨床の場では，造影剤投与前に CIN の発症リスクを予測することが求められている．

これまで多くのガイドラインにおいて CIN 発症のリスクファクターがとりあげられている．その主なものとして，SCr 値の上昇，糖尿病性腎症，脱水，うっ血性心不全，高齢，腎毒性物質（NSAIDs など）があげられている．各国の造影剤使用に関するガイドラインでの腎機能，加齢，糖尿病の取り扱いを表 1 に示した．

また本ガイドラインで用いている CKD は蛋白尿の有無にかかわらず腎機能低下を意味している．

表1　各国の造影剤使用に関するガイドライン

	ガイドライン	ACR 2017 (American College of Radiology)	RANZCR 2016 (The Royal Australian and New Zealand College of Radiologists)	ESUR 2014 (European Society of Urogenital Radiology)	NICE 2014 (The National Institute for Health and Care Excellence)	KDIGO 2012 (Kidney Disease Improving Global Outcomes)	CAR 2011 (Canadian Association of Radiologists)
CQ3-1	腎機能	造影剤を使用するべきでないと考える腎機能低下の程度に一致した意見はない. eGFR≧30 mL/min/1.73 m²で静注ヨード剤がAKIの独立リスク因子であるエビデンスはほとんどなく, eGFR 30 mL/min/1.73 m²をリスク基準としてもいいかもしれない.	eGFR>45 mL/min/1.73 m²であれば, 静注ヨード剤によるCINはみられないかもしれない. eGFR 30〜45 mL/min/1.73 m²においてもCINのリスクは低い, もしくはリスクはないかもしれない. eGFR<30 mL/min/1.73 m², もしくはAKIの場合, リスクとベネフィットを考慮して注意深く判断する必要がある.	動注：eGFR<60 mL/min/1.73 m²でリスク 静注：eGFR<45 mL/min/1.73 m²でリスク	CKD, 特にeGFR 40<mL/min/1.73 m²がリスク	CI-AKI Cosensus Working Panelではe GFR<60 mL/min/1.73 m²をリスクと捉え, 近年の報告からはeGFR<45 mL/min/1.73 m²がおそらくリスクと思われる.	eGFR≧60 mL/min（超低リスク）：予防処置やフォローの必要なし. eGFR 45〜59 mL/min（低リスク）：静注では他のリスクがなければ予防処置やフォローの必要なし. 動注では予防処置を推奨. eGFR<45 mL/min（中等度リスク）：予防処置を推奨. 動注では経静脈的に, 静注では経口もしくは経静脈的な補液を推奨するが, eGFR<30 mL/minでは経静脈的な補液がより望ましい.
CQ3-2	加齢	年齢>60歳でリスク	加齢は独立したリスク因子ではない.	年齢>70歳でリスク	年齢≧75歳でリスク	加齢はリスク因子	年齢>70歳でリスク
CQ3-3	糖尿病	リスク因子		リスク因子	CKD合併糖尿病でリスク	明確でない. 糖尿病性腎症はリスク因子	リスク因子
	参考文献	ACR Manual on Contrast Media Version 10.3 https://www.acr.org/Clinical-Resources/Contrast-Manual	Iondinate Contrast Media Guideline https://www.ranzcr.com/fellows/clinical-radiology/professional-documents/iodinated-contrast-media-guideline-2016-recommendations	ESUR Guidelines on Contrast Media 9.0 http://www.esur.org/esur-guidelines/	Acute Kidney Injury：prevention detection and management https://www.nice.org.uk/Guidance/CG169	KDIGO Clinical Practice Guideline for Acute Kidney Injury. Kidney Int(Suppl)2012；2：1-138. http://kdigo.org/guidelines/acute-kidney-injury/	Consensus Guidelines for the Prevention of Contrast Induced Nephropathy. Can Assoc Radiol J 2014；65：96-105.

解 説 CQ③-1～CQ③-3

CQ③-1

近年，腎機能は従来の SCr 値ではなく GFR を用いて評価されるようになった．これにより 2014 年以降に改定された各国の造影剤使用に関するガイドラインでは腎機能を GFR で評価しており，GFR 低下は CIN のリスクファクターであると記載されている．しかし，リスクとする腎機能低下の閾値に関しては各ガイドラインで異なり（表 1），造影剤使用を避けるべき腎機能低下（GFR）の程度に関しては一致していない．また，以前からヨード造影剤の経静脈造影検査は経動脈造影検査よりも CIN 発症リスクが低いとの報告があり，さらに，経静脈的投与（静注）ヨード造影剤による CIN 発症リスクは従来考えられていたよりも低いとする報告がされている．すなわちガイドライン ESUR 2014 ではヨード造影剤の静注では eGFR<45 mL/min/1.73 m^2，経動脈的投与（動注）では eGFR<60 mL/min/1.73 m^2 をリスクと捉え，RANZCR 2016 では eGFR>45 mL/min/1.73 m^2 であれば，静注ヨード造影剤による CIN はみられないかもしれないとし，ACR 2017 では eGFR<30 mL/min/1.73 m^2 を静注でのリスクと捉えており，一定していない．

本ガイドラインでは引き続き CKD（eGFR<60 mL/min/1.73 m^2）を CIN のリスクファクターであると捉え，各論については，侵襲的診断法（心臓カテーテル検査など）CQ5-1, 4, 7 およよび非侵襲的診断法（造影 CT など）CQ6-1 を参照していただきたい．

＊ガイドライン委員会終了後に ESUR の造影剤ガイドライン 2018 が出版された．経静脈投与および経動脈投与の eGFR 別のリスク評価が緩和された．経動脈投与でも一度肺循環または末梢循環を介してから腎臓に造影剤が到達するルートの場合は経静脈投与と同程度のリスクであるとされている．

CQ③-2, 3

加齢と糖尿病が CIN 発症のリスクファクターであることに関する報告は，主に以下のものがある．PCI の施行中に予防策をとらなかった SCr 値 1.5 mg/dL 未満の患者 3,036 例を用いたコホート研究において，CIN の発症率は 7.3% であったが，このなかで CIN のリスクファクターとしては，年齢（OR 6.4，95%CI 1.01～13.3），女性（OR 2.0，95% CI 1.5～2.7），左室駆出率<50%（OR 1.02，95%CI 1.01～1.04），貧血（Hb<11 g/dL）（OR 1.5，95%CI 1.01～2.4），収縮期低血圧（<100 mmHg）（OR 1.5，95%CI 1.01～2.2）であり，さらにインスリン治療中の糖尿病は経口糖尿病薬や食事療法中の糖尿病に比して最も高いリスクであったと報告されている[1]．

CIN 発症の予防策を行った CAG を受けた 136 例の観察研究において，15.44% が CIN を起こしたが，高齢と心不全（左室駆出率<40%）が CIN のリスクファクターであったとされている．さらに心不全と貧血，糖尿病，心筋梗塞の既往，高齢（>70 歳）の複合は CIN のリスクを 3 倍上昇させたと報告されている[2]．また，経動脈造影を受けた 364 例のコホート研究において，CIN は全体で 7.1% にみられ，1.4% は透析を必要としたが，検査前腎障害，高齢，造影剤使用量，造影検査方法（腹部大動脈造影），糖尿病，合併する心疾患は CIN のリスクファクターであったと報告されている[3]．

2007 年に報告されたレビューには，CIN の古典的なリスクファクターは，検査前腎不全，糖尿病，高齢，腎毒性物質投与，脱水，大量の造影剤使用，イオン性高浸透圧性造影剤，うっ血性心不全であり，また CIN の新しいリスクファクターは，メタボリックシンドローム，境界型糖尿病，高尿酸血症であるとされている[4]．

CKD，糖尿病と CIN 発症に関しては eGFR<60 mL/min/1.73 m^2 は CIN のリスクファクター

であるとされている．しかし，糖尿病は必ずしも CIN のリスクファクターではなく，リスク増強因子であるとしている．すなわち，糖尿病を合併した CKD 患者において CIN 発症リスクは高くなる[5]．

　PCI を受けた糖尿病患者の腎イベントの予後に CKD が関与するかを調査した観察研究では，PCI 後の CIN は，非 CKD 群で 15％，CKD 群で 27％に発症し，透析必要例は非 CKD 群で 0.1％，CKD 群で 3.1％であったとしている．CIN の予知は PCI 前後の低血圧（OR 2.62，95％CI 1.63〜4.19），インスリン治療（OR 1.84，95％CI 1.36〜2.47），造影剤量（OR 1.30，95％CI 1.16〜1.46）に関係していたとされている[6]．

　さらに糖尿病，CKD，糖尿病＋CKD を対象に，CIN の発症を検討した成績では，糖尿病＋CKD は CIN のリスクであったが，糖尿病単独，CKD 単独は CIN のリスクではなかったと報告されている[7]．また等浸透圧造影剤の iodixanol か低浸透圧造影剤を使った 16 の RCT（計 2,727 例）のメタ解析において，CIN の発症予測因子は CKD，CKD＋糖尿病，低浸透圧造影剤の使用であったとされている[8]．

　2013 年の Moos らによる造影 CT 患者での CIN 発症とリスクファクターに関するシステマティックレビューでは，SCr 値 0.5 mg/dL 以上もしくは 25％以上の増加で定義された CIN 発症率は 4.96％（95％CI 3.79〜6.47）であった．また，リスクファクターに関しては，既存の腎不全（OR 1.73，95％CI 1.06〜2.82），糖尿病（OR 1.87，95％CI 1.55〜2.26），悪性腫瘍（OR 1.79，95％CI 1.03〜3.11），65 歳以上（OR 1.95，95％CI 1.02〜3.70），NSAIDs 使用（OR 2.32，95％CI 1.04〜5.19）は，CIN と関連していたが，高血圧，貧血，うっ血性心不全は CIN との関連性はなかった[9]．また，2012 年の Kooiman らによる造影 CT 患者での CIN 発症と透析必要例に関するシステマティックレビューでは，SCr 値 25％以上の増加もしくは 44 μmol/L 以上の増加で定義された CIN 発症率は 6.4％（95％CI 5.0〜8.1）であったが，CIN による透析必要例は 0.06％（95％CI 0.01〜0.4）と少なかった．この研究においても CKD（OR 2.26，95％CI 1.66〜3.07），糖尿病（OR 3.10，95％CI 2.34〜4.09）は CIN 発症のリスクであったと報告されている[10]．

　以上のように加齢と糖尿病は CIN 発症のリスクファクターであるが，CKD を伴わない糖尿病が CIN 発症のリスクファクターであるか否かについては，相反するエビデンスが集積されており，現時点では明らかではない．また，加齢の年齢別の CIN 発症リスク増加のエビデンスはないため，個人の病態に応じてリスクを判断する必要がある．

CQ③-4

RAS 阻害薬使用は CIN 発症のリスクを増加させるか？

▶ 回答

　RAS 阻害薬が CIN のリスクを増加させるエビデンスは明らかではない．

　エビデンスレベルⅡ　推奨グレード　該当せず

背景

　RAS（レニン・アンジオテンシン系）阻害薬は全身血圧を低下させ，また，輸出細動脈を拡張するため，糸球体内圧が低下し，その結果，糸球体濾過量が減少する．造影剤を使用するときに RAS 阻害薬を使用すると腎機能の低下が増悪する可能性があり，使用を中止するほうがよいという考え方がある．

解　説　CQ③-4

　RAS 阻害薬が CIN のリスクを増加させるエビデンスはない．また，RAS 阻害薬が造影剤腎症の発症を増加させるかに関する一定した見解はなかった[11,12]．

　近年，3 つのメタ解析／システマティックレビューが報告された．いずれも冠動脈造影（動脈形成術を含む）による CIN を検討したもので，12 報告 1,868 例を対象とした Zhou らの報告[13]では，ACE 阻害薬を造影剤投与時に継続服用していた場合の CIN 発症率は 7.9％（コントロール：8.2％）で RR 0.95，95％CI 0.57〜1.58 であった．12 報告 4,493 例をまとめた Jo らの報告[14]では，RAS 阻害薬使用の CIN 発症の OR は 1.27，95％CI 0.77〜2.07，p＝0.351 と有意ではなかった．サブ解析で RAS 阻害薬の使用継続群と新たに開始した群に分類して検討すると，RAS 阻害薬継続使用は RAS 阻害薬中断に対して CIN 発症の OR は 2.06，95％CI 1.62〜2.61，p＜0.001 と有意に CIN のリスクとなり，RAS 阻害薬を新たに開始した群の偽薬に対する CIN 発症 OR は 0.52，95％CI 0.23〜1.16，p＝0.108 とリスクではなかった．このメタ解析に採用された報告のうち RAS 阻害薬継続の CIN 発症のリスクを示した報告は，すべてコホート研究であり RCT では CIN 発症のリスクは示されていない．サブ解析の結果でもあり結論を導くにはさらなる検証が必要である．CIN に対する RCT による介入試験を集めたメタ解析[15]では，ACE 阻害薬は OR 1.06，95％CI 0.69〜1.61，p＝0.8 と有意なリスクファクターではなかった．

　また，冠動脈造影に対して ACE 阻害薬／ARB 服用者を対象に，継続群と休薬群に分けて検証した報告において，いずれの群も CIN 発症に有意差は認められなかった[16〜18]．

　以上より RAS 阻害薬の服用が CIN 発症のリスクを増加させるかは明らかではない．

CQ③-5

利尿薬使用を継続することは CIN 発症のリスクを増加させるか？

▶ 回答

経口利尿薬の継続が CIN の発症リスクを増加させるかは明らかではない．

エビデンスレベルⅡ　**推奨グレード　該当せず**

CQ③-6

予防的な利尿薬の使用は CIN 発症のリスクを増加させるか？

▶ 回答

予防的な利尿薬使用は CIN 発症のリスクを増加させるため使用を推奨しない．

エビデンスレベルⅡ　**推奨グレードC2**

背　景

　利尿薬，特にループ利尿薬による強力な利尿作用は乏尿性腎不全を改善させ，尿細管上皮細胞の酸素消費量を減少させるため，髄質の酸素濃度を上昇させ，保護的に作用すると考えられていた．また心不全や CKD 患者においては利尿薬を使用することは多い．一方，ループ利尿薬により脱水となった場合には，腎機能を悪化させることも危惧されている．

CQ③-5

　造影CT 10,121例に対して単純CT 10,121例をpropensityスコアマッチしたコホート研究でCT施行前SCr値が1.6 mg/dLを超えると，CT後のAKIのリスクのORは1.45，95%CI 1.11〜1.89，p＝0.007となり，造影剤はCT後AKI発症に関連はなかった（p＝0.42）[19]．それに対して利尿薬の服用は造影剤使用の有無に関係なく，CT後AKI発症リスクのオッズ比は2.25（95%CI 2.00〜2.53，p＜0.001）であった[19]．

　また，待機的PCI症例を対象にフロセミドもしくはカプトプリルを服用した240例をPCI施行36時間前からカプトプリル中断60例，カプトプリル継続60例，PCI施行36時間前からフロセミド中断60例，フロセミド服用継続60例の4群に割付けてCIN発症率を検証した報告がある[20]．CIN発症率はフロセミド中断群が高い傾向であったが有意差はなかった（カプトプリル中断群3.3%，カプトプリル継続群3.3%，フロセミド中断群3.3%，フロセミド継続群1.6%）．以上から，利尿薬服用継続が造影剤の経静脈的および経動脈的投与後のCIN発症リスクを増加させるかは明らかではない．

CQ③-6

　造影剤使用時にループ利尿薬を予防的に投与することにより，CINの発症が増加することが認められている[21]．脱水がなくともループ利尿薬はCINを起こしやすくなる．ループ利尿薬の使用に際して0.45%食塩液で体液量を維持していても，ループ利尿薬の投与ではCINの発症が有意に高かったことも報告されている[22]．

　近年の形成術を含む冠動脈造影の観察研究では，周術期のフロセミドの使用はCINの独立したリスクファクターであった[23]．なお，尿量と等量の輸液を行う特殊な装置を用いて，尿量を時間あたり300 mL確保するように生理食塩液による輸液とフロセミドの併用療法（Renal Guard療法）がCINの発症を有意に抑えることが報告されている．（コラム参照）．

Column

Renal Guard 療法

　造影剤を使用する処置中に体液の減少を伴わずに尿量を確保するためのモニタリングシステムが近年開発された．Renal Guardシステムと言われるもので，輸液注入量，カテーテルからの尿量，体重変化をモニターしアラートシステムが備わっている．このシステムを用いて，Renal Guard療法は，心カテやTAVR（経カテーテル的大動脈弁置換術）などの処置1時間前にフロセミド（0.25 mg/kg）を経静脈的投与し処置中には300 mL/時以上の尿量を確保して，処置後も4時間持続させる．輸液には生理食塩液，利尿確保には経静脈的フロセミド投与を用いて体液過多や体液減少を起こさないように設計されている．4報のRCTに対するメタ解析では，Renal Guard療法はCIN発症を抑制し（OR 0.31，95%CI 0.19〜0.50），腎代替療法（RRT）導入も抑えた（OR 0.19，95%CI 0.05〜0.76）[24]．

CQ③-7

NSAIDs 継続内服は CIN 発症のリスクを増加させるか？

▶ 回答

NSAIDs は CIN 発症のリスクを増加させるため，使用は推奨しない．

エビデンスレベル Ⅱ　　　推奨グレード C2

背景

NSAIDs はシクロオキシゲナーゼ(cyclooxygenase：COX)の抑制により腎内のプロスタグランジンの産生を減少させ，腎血流を減少させるため，腎機能の低下をきたす可能性がある．

解説　CQ③-7

NSAIDs の使用により CIN のリスクが上昇することが示されている[9,25]．経静脈的造影 CT を対象とした 42 報告 18,790 例を解析したメタ解析では，4.96％に CIN を発症し，CIN 発症に対する NSAIDs 服用の OR は 2.32，95％CI 1.04〜5.19 であった[9]．

造影剤を使用する前後 24 時間は NSAIDs の使用を中止することが推奨される[26,27]．

CQ③-8

ビグアナイドの使用は乳酸アシドーシスのリスクを増加させるか？

▶ 回答

ヨード造影剤の投与により一過性に腎機能が低下した場合，乳酸アシドーシスを発症するリスクとなる．ヨード造影剤を投与する場合には，CIN のリスクを考慮したうえで緊急検査時を除きビグアナイド系糖尿病薬を一時的に休薬するなど，適切な処置を行うことを推奨する．

エビデンスレベル Ⅴ　　　推奨グレード C2

背景

ビグアナイド系糖尿病薬による最も重篤な副作用に乳酸アシドーシスがある．ヨード造影剤の投与により一過性に腎機能が低下した場合，ビグアナイド系糖尿病薬の腎排泄が減少し，乳酸の血中濃度が上昇することで，乳酸アシドーシスを起こす危険性があると考えられている．

解説　CQ③-8

乳酸アシドーシスはビグアナイド系糖尿病薬による最も重篤な副作用であり，発症することはきわめてまれではあるものの，いったん発症すると予後は不良であり，致死率も高い．乳酸アシドーシスをきたしやすい病態に，腎機能障害(理由：未変化体のまま腎排泄されるため，腎機能が低下すると血中濃度も高くなる可能性がある)，肝機能障害(理由：肝における乳酸の代謝能が低下する)，そのほかに心不全や心筋梗塞，呼吸不全(理由：低酸素血症を伴いやすく，嫌気的解糖が亢進し，乳酸産生が増加する)などが知られている．その障害程度に応じ，わが国ではビグアナイド系糖尿病薬の投薬は禁忌とされており，現在のところ，適応を遵守すれば乳酸アシドーシスをきたす可能性はきわめて低いとされる．

しかし，ビグアナイド系糖尿病薬服用患者において，ヨード造影剤の投与により一過性に腎機能が低下した場合，ビグアナイド系糖尿病薬の腎排泄が減少し，乳酸アシドーシスを起こす危険性がある．乳酸アシドーシスをきたしやすい病態を合併しているビグアナイド系糖尿病薬服用患者にヨード造影剤を投与した後，急激な腎機能の悪化をきたし，乳酸アシドーシスに至った症例[28,29]や，過去の症例をレビューしたケースシリーズ[30~32]が報告されている．しかしながら，PCIを受けた2型糖尿病372例のうちメトホルミン服用者145例のCIN発症は23例（16%）で，乳酸アシドーシスを発症した症例はいなかった[33]．

欧米のガイドライン[34~36]では，いずれにおいても腎機能などに応じた対応指針を示しており，具体的な対応法は異なるものの，腎機能が正常である場合，ヨード造影剤を用いた検査の前にビグアナイド系糖尿病薬の休薬を勧めるものはほとんどない．

わが国のビグアナイド系糖尿病薬の添付文書の「重要な基本的注意」②に，「ヨード造影剤を用いて検査を行う患者においては，本剤の併用により乳酸アシドーシスを起こすことがあるので，検査前は本剤の投与を一時的に中止する（ただし，緊急に検査を行う必要がある場合を除く）．中等度以上の腎機能障害で禁忌」，となっている．また，「ヨード造影剤投与後48時間は本剤の投与を再開しない．なお，投与再開時には，患者の状態に注意する」と記載されている．使用のほとんどはメトホルミンであり，「ビグアナイド薬の適正使用に関する委員会」の作成による「メトホルミンの適正使用に関するrecommendation（2016年5月12日改訂）」〔URL：http://www.fa.kyorin.co.jp/jds/uploads/recommendation_metformin.pdf（2018年2月現在）〕において，乳酸アシドーシスの症例に認められた特徴の1つに腎機能障害患者があり，recommendationのなかでヨード造影剤の併用による腎機能障害の急性増悪がとりあげられ，注意喚起がなされている．また，eGFR$<$30 mL/min/1.73 m^{2}は禁忌とされている．これらを勘案し，本ガイドラインではヨード造影剤を投与する場合には，緊急検査時を除きビグアナイド系糖尿病薬を一時的に休薬するなど，適切な処置を行うことを推奨する．

CQ③-9

CINの発症はCKD患者の生命予後を悪化させるか？

▶ 回答

CINの発症はCKD患者の生命予後と関連する．CINを発症したCKD患者の予後は不良であるが，CINが予後規定因子であるのか，予後予測因子であるのかは明らかではない．

エビデンスレベルⅣa　推奨グレード　該当せず

背　景

CINのリスクファクターとしては，高齢，CKD，糖尿病（性）腎症，脱水状態，うっ血性心不全，低血圧，腎毒性を有する薬剤の使用などがあげられる．なかでもCKDは特に重要なリスクファクターであるとされる．また，AKIの発症は生命予後に関連することが報告されている．

解　説　CQ③-9

CINの多くは一過性であり，腎機能障害は通常回復することが知られているが，多くの報告においてCINの発症とその後の生命予後に関連があるとされている[37~47]．

Goldenbergらは，CAGを施行した78例のCKD患者において，可逆的なAKIをきたした

10 例における 5 年生存率が 90％であったのに対し，非可逆的な AKI をきたした 68 例の 5 年生存率は 32％であったと報告している[38]．From らは，CT，CT 血管造影，血管造影，静脈造影，心臓カテーテル検査を対象とし，経静脈的造影剤投与が 53％含まれる検討において，CIN をきたした 809 例における 1 年後死亡率は 31.8％であるのに対し，CIN をきたさなかった 2,427 例の 1 年後死亡率は 22.6％と有意に少ないことを報告している[39]．Ioxaglete を使用した報告であるが，Gruberg らは PCI を施行した 439 例の検討において，CIN をきたした 161 例における 1 年後の累積死亡率は 37.7％であるのに対し，CIN をきたさなかった 278 例の 1 年後の累積死亡率は 19.4％と，有意に少なかったことを報告している[40]．また Senoo らは，緊急 PCI を施行した 338 例において，CIN をきたした 94 例における院内死亡率は 9.4％であるが，CIN をきたさなかった 244 例の院内死亡率は 3.3％と有意に少ないことを報告している[41]．

一般に，経静脈的造影剤投与による CIN 発症は経動脈的投与より少ないとされているが，経静脈的造影剤投与による CIN の発症と生命予後についての報告は少なく，コンセンサスは得られていない[48,49]．

経静脈的造影剤投与による CIN の発症とその後の生命予後について，Weisbord らは，eGFR 60 mL/min/1.73 m^{2}未満で造影 CT を施行した 421 例において，CIN と 30 日死亡に有意な関連は認められなかったと報告している[50]．また，Matsushima らは，造影剤を経静脈的に投与した 1,184 例の外傷患者において，CIN をきたした 78 例における院内死亡率は 9.0％と，CIN をきたさなかった群における院内死亡率 3.2％より有意に高かったが，ロジスティック回帰解析では院内死亡と CIN に有意な相関は認められなかったと報告している[51]．Rashid らは，ICU にて造影 CT を施行した 139 例において，CIN をきたした 16 例における ICU 死亡率は 31％，院内死亡率は 50％であり，CIN をきたさなかった 123 例における ICU 死亡率 13％，および院内死亡率 26％よりも高い傾向であったが，それぞれ p＝0.068，p＝0.074 と統計学的な差は認められなかったとしている[52]．近年 McDonald らは，6,902 例を対象とした大規模後ろ向き観察研究を行い，造影 CT 撮影群と単純 CT 撮影群で CIN 発症，30 日目の透析導入と死亡について検討している．propensity score（1：1）matching にて背景因子を調整し，CKD ステージ G3（2,440 例）と CKD ステージ G4〜5（838 例）の subgroup に分けて検討した．その結果，いずれの subgroup でも造影 CT 群と単純 CT 群で少なくとも短期生命予後に有意差は認めなかった[53]．経静脈的造影剤投与による CIN 発症が生命予後を悪化させるかは明らかではない．

このように，CIN と生命予後との関連については多数の報告が認められるものの，現在のところ CIN を合併することで生命予後が悪くなる，すなわち予後規定因子であるか，あるいは生命予後の悪い患者が CIN を合併する，すなわち予後予測因子なのかは，依然明らかになっていない．

CQ❸-10

腹膜透析患者への造影剤投与は残存腎機能低下のリスクを増加させるか？

▶ 回 答

腹膜透析患者への造影剤投与は残存腎機能低下のリスクとなる可能性があるが，尿量が十分保たれていれば，造影剤 100 mL 程度では残存腎機能に影響を与えないという報告もある．

エビデンスレベルⅣa 推奨グレード 該当せず

背 景

　腹膜透析患者は日本に約1万人おり，造影剤を使用した検査を受ける機会は少なからずある．腹膜透析患者にとって残腎機能は重要であり，造影剤により残腎機能が低下すれば，腹膜透析の継続が困難となる懸念がある．

解 説　CQ③-10

　残腎機能を保持している腹膜透析患者へのヨード造影剤の影響に関する報告は限られている．残腎機能 CCr 4.4～7.0 mL/min/1.73 m^{2}の腹膜透析患者に造影剤 100 mL 程度投与しても，残腎機能は対照群と比較しても低下しなかったという報告がある[54,55]．本研究の対象となる腹膜透析患者群の特徴は，尿量が 1,300～1,800 mL/day と多かった点である．高度に腎機能が低下した CKD ステージ G5D であるにもかかわらず，造影剤を投与しても腎障害が進行しない理由は明らかではないが，尿量が維持されている点が重要であったのか，腹膜透析によって緩徐に透析液中へ造影剤が除去されることがよいのか，また腹膜透析患者では体液がアルカレミアの状態のことが多いのでこの影響があったのかなど，今後検討が必要である．また，尿量が1,000 mL/day 未満の場合には十分なエビデンスがない．残腎機能 CCr 4.0 mL/min/1.73 m^{2}未満になった際はどうか，さらに低下した患者ではどうか，造影剤の量は残存腎機能の程度によってどこまで許容できるかなどが今後の検討課題となる．

CQ③-11

CIN の発症に関するリスクスコアは有用か？

▶ 回 答

　CAG・PCI 後の CIN の発症に関する複数のリスクスコアが報告されている．現時点で十分な検証がされていないため，その使用を推奨するのは適当ではない．

エビデンスレベルⅣa　推奨グレード　該当せず

背 景

　CIN 発症には多くのリスクファクターが知られており，これらのリスクファクターは各々相加的に作用することが知られている．CIN の発症は院内死亡率の増加にも関連することから，どのようなリスクの組合せ（リスクスコア）が CIN の発症に関連するかを知ることは，CIN の発症予防の点からも重要であると考えられる．

解 説　CQ③-11

　CIN の発症に関するリスクスコアに関して多くの報告が集積されている．初期の報告として，Mehran ら[56]は，PCI 後の CIN を予測するためのリスクスコア〔低血圧 5 点，IABP 5 点，うっ血性心不全 5 点，75 歳以上 4 点，貧血 3 点，糖尿病 3 点，造影剤使用量 100 mL 当たり 1点，腎機能（SCr 値>1.5 mg/dL：4 点，または eGFR（mL/min/1.73 m^2）：40～60→2 点，20～<40→4 点，<20→6 点）〕は CIN の発症リスク，透析のリスク評価に有用であるとした[56,57]．このリスクスコア値に基づく CIN のリスク，透析のリスクは各々，5 点以下では 7.5％，0.04％，6～10 点では 14.0％，0.12％，11～15 点では 26.1％，1.09％，16 点以上では 57.3％，12.6％と報

表2 CIN リスクスコア (56)より引用，改変)

リスクファクター	スコア（整数）
低血圧	5
大動脈内バルーンパンピング	5
うっ血性心不全	5
年齢＞75歳	4
貧血	3
糖尿病	3
造影剤量　100 mL 毎に	1
SCr 値＞1.5 mg/dL	4
または	
eGFR（mL/min/1.73 m^2）	
eGFR 40〜60	2
eGFR 20〜＜40	4
eGFR＜20	6

合計して

リスクスコア	CIN のリスク	透析のリスク
0〜5	7.5%	0.04%
6〜10	14.0%	0.12%
11〜15	26.1%	1.09%
≧16	57.3%	12.60%

表3 CIN リスクスコア (61)より引用)
（リスクスコアによる合計点数により，AKI 発症リスク（％）と透析開始リスク（％）が予測できる）

AKI 発症のリスクスコア	スコア	
	AKI 発症	透析導入
年齢（歳）		
＜50	0	
50〜59	2	
60〜69	4	
70〜79	6	
80〜89	8	
≧90	10	
2週間以内の心不全発症	2	2
eGFR＜30 mL/min	5	5
eGFR＜30〜45 mL/min	3	3
eGFR＜45〜60 mL/min	1	1
糖尿病	7	1
心不全の既往	4	
心血管疾患の既往	4	
非 ST 上昇型心筋梗塞または不安定狭心症	6	1
ST 上昇型心筋梗塞	15	2
心原性ショック	16	
心停止	8	3
貧血（Hb＜10 g/dL）	10	
PCI 前の大動脈内バルーンパンピング	11	

スコアポイントによる AKI 発症リスクと透析開始リスク

AKI スコア	リスク（％）	透析スコア	リスク（％）
0〜4	1.9	0	0.03
5	2.6	1	0.05
10	3.6	2	0.09
15	4.9	3	0.15
20	6.7	4	0.27
25	9.2	5	0.48
30	12.4	6	0.84
35	16.5	7	1.5
40	21.7	8	2.6
45	27.9	9	4.4
50	35.1	10	7.6
55	43.0	11	12.6
＞60	51.4	12	20.3
		13	31.0

告されている（表2）[56]．Mehran らの報告は，異なる施設で validation され，外的妥当性が証明されているが，統計学的にサンプル数は十分でなく，また，造影剤使用量をリスクに含むため PCI などの実施以前にリスク評価ができないという問題点が指摘されていた．

近年のシステマティックレビューでは，Sliver ら[58]は 12 のリスクスコアを，Allen ら[59]は 74 のリスクスコアをそれぞれ比較検討し，有用性が期待できるリスクスコアを指摘している．Allen らの解析では造影剤使用量をリスクファクターに含まなくてもスコアの有用性低下は認めず[59]，ベッドサイドにおける CIN 予測や補液による CIN 予防を考慮すると術前診断可能なリスク評価になっている．

Brown らは，110,000 例の CAG・PCI コホートを用いて，造影剤使用量をリスクファクターとして含まない術前診断可能なリスクスコアを検討した．このリスクスコアは 20,800 例の異なるコホートで外的妥当性が確認されており，AKI 発症に対する C-statistics は 0.74（95％CI 0.74〜0.75）であり有用なリスクスコアと考えられる[60]．また，Tsai らは，NCDR Cath/PCI（National Cardiovascular Data Registry Cath-PCI）のコホートを用いて，90,500 例の PCI 患者を derivation コホートと validation コホートに分け，新たなリスクスコアを作成した（表3）[61]．この検討も Brown らと同様に造影剤使用量をリスクファクターとして含んでおらず，術前診断可能である．CIN 発症に対する C-statistics は 0.71（95％CI 0.71〜0.72）であり，有用なリスクスコアと考えられる．さらに，このリスクスコアはわが国の JCD-KiCS（Japan Cardiovascular Studied）レジストリーを用いて，多施設における 11,000 例の PCI 患者で検討された[62]．CIN 発症に対する C-statistics は 0.76 であり，calibration plot における検証においても有用性が支持された．ただし，Tsai らの検討と JCD-KiCS の検討では，PCI 患者を対象にしているため，CAG 検査に適応できるかは検証されていない．

今後リスクスコアが臨床の現場に定着するためには，複数の施設においてスコアの有用性（外的妥当性）が確認される必要があり，さらにリスクスコアが簡便に算出できるツールの普及も必要であると考えられる[58]．

CQ③-12

片腎は CIN 発症のリスクを増加させるか？

▶ 回 答

片腎が，両腎と比して CIN 発症リスクを増加させるというエビデンスは明らかではない．

エビデンスレベルⅣa	推奨グレード B
（Minds 2017）エビデンスの強さ C	推奨の強さ　なし

背　景

片腎は，片側無形成，片腎摘出（腎癌や腎移植ドナー），腎移植レシピエントで遭遇する．片腎患者における腎機能は，両腎患者の腎機能に比して低下傾向にあることから，CIN 発症のリスクファクターとなりうると考えられてきた[63]．American College of Radiology による造影剤使用マニュアルには，過去の報告とエキスパートオピニオンを取りまとめて片腎や移植腎は CIN のリスクとなりうると記載されている[64]．

解　説　CQ③-12

腎移植におけるドナーまたはレシピエント患者，悪性腫瘍などを理由に片腎を摘出した患者の片腎は，両腎と比較して腎機能低下をきたすことから CIN 発症のリスクファクターとして考えられてきた．しかし，片腎そのものが CIN 発症のリスクを増加させるか，を検討するために

はベースの腎機能を含め種々の CIN 発症のリスクファクターを考慮して検討する必要がある.

　近年，Cheungpasitporn らは，腎移植レシピエント患者を対象とした CIN 発症のメタ解析を報告した[65]．移植後早期（1〜2 カ月以内）に造影剤を使用した研究を除いた 6 つの臨床研究の検討（431 症例）では，CIN 発症率は 9.6%（冠動脈造影；16.1%，血管造影；10.1%，造影 CT；6.1%）であった．しかし，この検討では，レシピエント患者の CIN 発症率を記述的に検討したのみであり，両腎患者との比較はされていない．

　McDonald らは，単施設で造影 CT を受けた 6,175 例を後ろ向きに検討している[66]．ベースの腎機能や基礎疾患などを調節するために propensity score（1：3）matching を実施し，片腎 247 例と両腎 691 例を比較した．片腎は悪性腫瘍による腎摘；76%，移植レシピエント；5%，その他；19%で腎摘出後 30 日以降に造影 CT が実施されている．その結果，造影 CT 後の CIN 発症はそれぞれ 4.1%，4.2%（単腎の OR 0.96（0.41〜2.07））と有意な差は認められなかった．ただし，この検討において eGFR>60 mL/min/1.73 m^{2}が 47%を占め，eGFR 30〜59 mL/min/1.73m^{2}が 52%，eGFR<30 mL/min/1.73 m^{2}は 0.4%であり，eGFR<30 mL/min/1.73 m^2 の患者におけるリスクは不明である．十分なエビデンスが不足しており，現時点で片腎が CIN のリスク因子となる根拠は明らかではない．今後のさらなる検討が必要である．

文　献

1) Chong E, Poh KK, Liang S, Tan HC：Risk factors and clinical outcomes for contrast-induced nephropathy after percutaneous coronary intervention in patients with normal serum creatinine. Ann Acad Med Singapore 2010；39：374-380.〔Ⅳa〕

2) La Manna G, Pancaldi LG, Capecchi A, Maska E, Comai G, Cappuccilli ML, Carretta E, Lombardi A, Colì L, Stefoni S：Risk for contrast nephropathy in patients undergoing coronarography. Artif Organs 2010；34：E193-E199.〔Ⅳb〕

3) Gomes AS, Baker JD, Martin-Paredero V, Dixon SM, Takiff H, Machleder HI, Moore WS：Acute renal dysfunction after major arteriography. AJR 1985；145：1249-1253.〔Ⅳa〕

4) Toprak O：Conflicting and new risk factors for contrast induced nephropathy. J Urol 2007；178：2277-2283.〔Ⅰ〕

5) McCullough PA：Contrast-induced acute kidney injury. J Am Coll Cardiol 2008；51：1419-1428.〔Ⅰ〕

6) Nikolsky E, Mehran R, Turcot D, Aymong ED, Mintz GS, Lasic Z, Lansky AJ, Tsounias E, Moses JW, Stone GW, Leon MB, Dangas GD：Impact of chronic kidney disease on prognosis of patients with diabetes mellitus treated with percutaneous coronary intervention. Am J Cardiol 2004；94：300-305.〔Ⅳb〕

7) Parfrey PS, Griffiths SM, Barrett BJ, Paul MD, Genge M, Withers J, Farid N, McManamon PJ：Contrast material-induced renal failure in patients with diabetes mellitus, renal insufficiency, or both. A prospective controlled study. N Engl J Med 1989；320：143-149.〔Ⅲ〕

8) McCullough PA, Bertrand ME, Brinker JA, Stacul F：A meta-analysis of the renal safety of isosmolar iodixanol compared with low-osmolar contrast media. J Am Coll Cardiol 2006；48：692-699.〔Ⅰ〕

9) Moos SI, van Vemde DN, Stoker J, Bipat S：Contrast induced nephropathy in patients undergoing intravenous（Ⅳ）contrast enhanced computed tomography（CECT）and the relationship with risk factors：A meta-analysis. Eur J Radiol 2013；82：e387-e399.〔Ⅳa〕

10) Kooiman J, Sharif MP, Wendy Z, Yvo WJS, Aart JM, Menno VH, Olaf MD：Meta-analysis：Serum creatinine changes following contrast enhanced CT imaging. Eur J Radiol 2012；81：2554-2561.〔Ⅳa〕

11) Kiski D, Stepper W, Brand E, Breithardt G, Reinecke H：Impact of rennin-angiotensin-aldosterone blockade by angiotensin-converting enzyme inhibitors or AT1-blockers on frequency of contrast medium-induced nephropathy：a post-hoc analysis from the Dialysis-vs.-Diuresis（DVD）trial. Nephrol Dial Transplant 2010；25：759-764.〔Ⅳb〕

12) Saudan P, Muller H, Feraille E, Martin PY, Mach F：Renin-angiotensin system blockade and contrast-induced renal toxicity. J Nephrol 2008；21：681-685.〔Ⅳa〕

13) Zhou S, Wu C, Song Q, Yang X, Wei Z：Effect of Angiotensin-Converting Enzyme Inhibitors in Contrast-Induced Nephropathy：A Meta-Analysis. Nephron 2016；133：1-14.〔Ⅱ〕

14) Jo SH, Lee JM, Park J, Kim HS：The impact of renin-angiotensin-aldosterone system blockade on contrast-induced nephropathy：a meta-analysis of 12 studies with 4,493 patients. Cardiology 2015；130：4-14.〔Ⅱ〕

15) Ali-Hassan-Sayegh S, Mirhosseini SJ, Ghodratipour Z, Sarrafan-Chaharsoughi Z, Rahimizadeh E, Karimi-Bondarabadi AA, Haddad F, Shahidzadeh A, Mahdavi P, Dehghan AM, Tahernejad M, Shahidzadeh A, Dehghan H, Ghanei A, Lotfaliani M, Weymann A, Zeriouh M, Popov AF, Sabashnikov A：Strategies Preventing Contrast-Induced

Nephropathy After Coronary Angiography : A Comprehensive Meta-Analysis and Systematic Review of 125 Randomized Controlled Trials. Angiology 2016 ; 68 : 389-413.〔Ⅰ〕

16) Rosenstock JL, Bruno R, Kim JK, Lubarsky L, Schaller R, Panagopoulos G, DeVita MV, Michelis MF : The effect of withdrawal of ACE inhibitors or angiotensin receptor blockers prior to coronary angiography on the incidence of contrast-induced nephropathy. Int Urol Nephrol 2008 ; 40 : 749-755.〔Ⅳa〕

17) Bainey KR, Rahim S, Etherington K, Rokoss ML, Natarajan MK, Velianou JL, Brons S, Mehta SR, CAPTAIN Investigators : Effects of withdrawing vs continuing renin-angiotensin blockers on incidence of acute kidney injury in patients with renal insufficiency undergoing cardiac catheterization : Results from the Angiotensin Converting Enzyme Inhibitor/Angiotensin Receptor Blocker and Contrast Induced Nephropathy in Patients Receiving Cardiac Catheterization (CAPTAIN) trial. American Heart Journal 2015 ; 170 : 110-116.〔Ⅱ〕

18) Wolak T, Aliev E, Rogachev B, Baumfeld Y, Cafri C, Abu-Shakra M, and Novack, V : Renal safety and angiotensinⅡ blockade medications in patients undergoing non-emergent coronary angiography : a randomized controlled study. The Israel Medical Association Journal : IMAJ 2013 ; 15 : 682-687.〔Ⅱ〕

19) Davenport MS, Khalatbari S, Dillman JR, Cohan RH, Caoili EM, Ellis JH : Contrast Material-induced Nephrotoxicity and Intravenous Low-Osmolality Iodinated Contrast Material. Radiology 2013 ; 267 : 94-105.〔Ⅳa〕

20) Shemirani H, Pourrmoghaddas M : A randomized trial of saline hydration to prevent contrast-induced nephropathy in patients on regular captopril or furosemide therapy undergoing percutaneous coronary intervention. Saudi J Kidney Dis Transpl 2012 ; 23 : 280-285.〔Ⅱ〕

21) Solomon R, Wener C, Mann D, D'Elia J, Silva P : Effects of saline, mannitol, and furosemide to prevent acute decrease in renal function induced by radiocontrast agents. N Engl J Med 1994 ; 331 : 1416-1420.〔Ⅱ〕

22) Majumdar SR, Kjellstrand CM, Tymchak WJ, Hervas-Malo M, Taqylor DA, Teo KK : Forced euvolemic diuretic with mannitol and furosecemide for prevention of cantrast-induced nephropathy in patients with CKD undergoing coronary angiography : a randomized controlled trial. Am J Kidney Dis 2009 ; 54 : 602-609.〔Ⅱ〕

23) Neyra JA, Shah S, Mooney R, Jacobsen G, Yee J, Novak JE : Contrast-induced acute kidney injury following coronary angiography : a cohort study of hospitalized patients with or without chronic kidney disease. Nephrol Dial Transplant 2013 ; 28 : 1463-1471.〔Ⅳa〕

24) Putzu A, Boscolo Berto M, Belletti A, Pasotti E, Cassina T, Moccetti T, Pedrazzini G : Prevention of Contrast-Induced Acute Kidney Injury by Furosemide With Matched Hydration in Patients Undergoing Interventional Procedures : A Systematic Review and Meta-Analysis of Randomized Trials. JACC Cardiovascular Interventions 2017 ; 10 : 355-363.〔Ⅰ〕

25) Schneider V, Lévesque LE, Zhang B, Hutchinson T, Brophy JM : Association of selective and conventional nonsteroidal antiinflammatory drugs with acute renal failure : A population-based, nested case-control analysis. Am J Epidemiol 2006 ; 164 (9) : 881-889.〔Ⅳb〕

26) The Society for Cardiovascular Angiography and Interventions (SCAI) : Prevention of contrast induced nephropathy : recommendations for the high risk patient undergoing cardiovascular procedures. Catheter Cardiovasc Interv 2007 ; 69 : 135-140.

27) Barrett BJ, Parfrey PS : Clinical practice. Preventing nephropathy induced by contrast medium. N Engl J Med 2006 ; 354 : 379-386.〔Ⅴ〕

28) Jain V, Sharma D, Prabhakar H, Dash HH : Metformin-associated lactic acidosis following contrast media-induced nephrotoxicity. Eur J Anaesthesiol 2008 ; 25 : 166-167.〔Ⅴ〕

29) Safadi R, Dranitzki-Elhalel M, Popovtzer Ben-Yehuda A : Metformin-induced lactic acidosis associated with acute renal failure. Am J Nephrol 1996 ; 16 : 520-522.〔Ⅴ〕

30) Stades AM, Heikens JT, Erkelens DW, Holleman F, Hoekstra JB : Metformin and lactic acidosis : cause or coincidence? A review of case reports. J Intern Med 2004 ; 255 : 179-187.〔Ⅴ〕

31) McCartney MM, Gilbert FJ, Murchison LE, Pearson D, McHardy K, Murray AD : Metformin and contrast media- a dangerous combination? Clin Radiol 1999 ; 54 : 29-33.〔Ⅴ〕

32) Rasuli P, Hammond DI : Metformin and contrast media : where is the conflict? Can Assoc Radiol J 1998 ; 49 : 161-166.〔Ⅵ〕

33) Zeller M, Labalette-Bart M, Juliard JM, Potier L, Feldman LJ, Steg PG, Cottin Y, Roussel R : Metformin and contrast-induced acute kidney injury in diabetic patients treated with primary percutaneous coronary intervention for ST segment elevation myocardial infarction : Amulticenter study. Int J Cardiol 2016 ; 220 : 137-142.〔Ⅳa〕

34) Goergen SK, Rumbold G, Compton G, Harris C : Systematic review of current guidelines, and their evidence base, on risk of lactic acidosis after administration of contrast medium for patients receiving metformin. Radiology 2010 ; 254 : 261-269.〔Ⅰ〕

35) Khurana R, Malik IS : Metformin : safety in cardiac patients. Heart 2010 ; 96 : 99-102.〔Ⅵ〕

36) Holstein A, Stumvoll M : Contraindications can damage your health-is metformin a case in point? Diabetologia 2005 ; 48 : 2454-2459.〔Ⅵ〕

37) Dangas G, Iakovou I, Nikolsky E, Aymong ED, Mintz GS, Kipshidze NN, Lansky AJ, Moussa I, Stone GW, Moses JW, Leon MB, Mehran R : Contrast-induced nephropathy after percutaneous coronary interventions in relation to

chronic kidney disease and hemodynamic variables. Am J Cardiol 2005；95：13-19.〔Ⅳb〕

38）Goldenberg I, Chonchol M, Guetta V：Reversible acute kidney injury following contrast exposure and the risk of long-term mortality. Am J Nephrol 2009；29：136-144.〔Ⅳa〕

39）From AM, Bartholmai BJ, Williams AW, Cha SS, McDonald FS：Mortality associated with nephropathy after radiographic contrast exposure. Mayo Clin Proc 2008；83：1095-1100.〔Ⅳa〕

40）Gruberg L, Mintz GS, Mehran R, Gangas G, Lansky AJ, Kent KM, Pichard AD, Satler LF, Leon MB：The prognostic implications of further renal function deterioration within 48h of interventional coronary procedures in patients with pre-existent chronic renal insufficiency. J Am Coll Cardiol 2000；36：1542-1548.〔Ⅳa〕

41）Senoo T, Motohiro M, Kamihata H, Yamamoto S, Isono T, Manabe K, Sakuma T, Yoshida S, Sutani Y, Iwasaka T：Contrast-induced nephropathy in patients undergoing emergency percutaneous coronary intervention for acute coronary syndrome. Am J Cardiol 2010；105：624-628.〔Ⅳa〕

42）Sadeghi HM, Stone GW, Grines CL, Mehran R, Dixon SR, Lansky AJ, Fahy M, Cox DA, Garcia E, Tcheng JE, Griffin JJ, Stuckey TD, Turco M, Carroll JD：Impact of renal insufficiency in patients undergoing primary angioplasty for acute myocardial infarction. Circulation 2003；108：2769-2775.〔Ⅳa〕

43）Marenzi G, Lauri G, Assanelli E, Campodonico J, De Metrio M, Marana I, Grazi M, Veglia F, Bartorelli AL：Contrast-induced nephropathy in patients undergoing primary angioplasty for acute myocardial infarction. J Am Coll Cardiol 2004；44：1780-1785.〔Ⅳa〕

44）McCullough PA, Wolyn R, Rocher LL, Levin RN, O'Neill WW：Acute renal failure after coronary intervention：incidence, risk factors, and relationship to mortality. Am J Med 1997；103：368-375.〔Ⅳa〕

45）Marenzi G, Assanelli E, Campodonico J, Lauri G, Marana I, De Metrio M, Moltrasio M, Grazi M, Rubino M, Veglia F, Fabbiocchi F, Bartorelli A：Contrast volume during primary percutaneous coronary intervention and subsequent contrast-induced nephropathy and mortality. Ann Intern Med 2009；150：170-177.〔Ⅳa〕

46）Heitmeyer C, Hölscher B, Fobker M, Breithardt G, Hausberg M, Reinecke H：Prognostic value of different laboratory measures of renal function for long-term mortality after contrast media-associated renal impairment. Clin Cardiol 2010；33：E51-E59.〔Ⅳa〕

47）重城健太郎，山口淳一，大林賢史，鈴木香里，関口治樹，長嶋道貴，鶴見由起夫，笠貫　宏：急性心筋梗塞症患者における造影剤誘発性腎症の臨床的意義．J Cardiol 2006；48：9-16.〔Ⅳa〕

48）Katzberg RW, Newhouse JH：Intravenous contrast medium-induced nephrotoxicity：is the medical risk really as great as we have come to believe? Radiology 2010；256：21-28.〔Ⅳa〕

49）Solomon R：Contrast-induced acute kidney injury：Is there a risk after intravenous contrast? Clin J Am Soc Nephrol 2008；3：1242-1243.〔Ⅵ〕

50）Weisbord SD, Mor MK, Resnick AL, Hartwig KC, Palevsky PM, Fine MJ：Incidence and outcomes of contrast-induced AKI following computed tomography. Clin J Am Soc Nephrol 2008；3：1274-1281.〔Ⅳa〕

51）Matsushima K, Peng M, Schaefer EW, Pruitt JH, Kashuk JL, Frankel HL：Posttraumatic contrast-induced acute kidney injury：minimal consequences or significant threat? J Trauma 70：415-420, 2011〔Ⅳa〕

52）Rashid AH, Brieva JL, Stokes B：Incidence of contrast-induced nephropathy in intensive care patients undergoing computerised tomography and prevalence of risk factors. Anaesth Intensive Care 2009；37：968-975.〔Ⅳa〕

53）McDonald JS, McDonald RJ, Lieske JC, Carter RE, Katzberg RW, Williamson EE, Kallmes DF：Risk of Acute Kidney Injury, Dialysis, and Mortality in Patients With Chronic Kidney Disease After Intravenous Contrast Material Exposure. Mayo Clin Proc 2015；90：1046-1053.〔Ⅳa〕

54）Moranne O, Willoteaux S, Pagniez D, Dequiedt P, Boulanger E：Effect of iodinated contrast agents on residual renal function in PD patients. Nephrol Dial Transplant 2006；21：1040-1045.〔Ⅳa〕

55）Dittrich E, Puttinger H, Schillinger M, Lang I, Stefenelli T, Hörl WH, Vychytil A：Effect of radio contrast media on residual renal function in peritoneal dialysis patients—a prospective study. Nephrol Dial Transplant 2006；21：1334-1339.〔Ⅳa〕

56）Mehran R, Aymong ED, Nikolsky E, Lasic Z, Iakovou I, Fahy M, Mintz GS, Lansky AJ, Moses JW, Stone GW, Leon MB, Dangas G：A simple risk score for prediction of contrast-induced nephropathy after percutaneous coronary intervention. J Am Coll Cardiol 2004；44：1393-1399.〔Ⅱ〕

57）Mehran R, Nikolsky E：Contrast-induced nephropathy：definition, epidemiology, and patients at risk. Kidney Int (Suppl)2006；100：S11-S15.〔Ⅵ〕

58）Silver SA, Shah PM, Chertow GM, Harel S, Wald R, Harel Z：Risk prediction models for contrast induced nephropathy：systematic review. BMJ 2015；351.〔Ⅳa〕

59）Allen DW, Ma B, Leung KC, Graham MM, Pannu N, Traboulsi M, Goodhart D, Knudtson ML, James MT：Risk Prediction Models for Contrast-Induced Acute Kidney Injury Accompanying Cardiac Catheterization：Systematic Review and Meta-analysis. Can J Cardiol 2017；33：724-736.〔Ⅳa〕

60）Brown JR, MacKenzie TA, Maddox TM, Fly J, Tsai TT, Plomondon ME, Nielson CD, Siew ED, Resnic FS, Baker CR, Rumsfeld JS, Matheny ME：Acute Kidney Injury Risk Prediction in Patients Undergoing Coronary Angiography in a National Veterans Health Administration Cohort With External Validation. J Am Heart Assoc 2015；4：e002136.〔Ⅳa〕

61）Tsai TT, Patel UD, Chang TI, Kennedy KF, Masoudi FA, Matheny ME, Kosiborod M, Amin AP, Weintraub WS, Curtis JP, Messenger JC, Rumsfeld JS, Spertus JA：Validated contemporary risk model of acute kidney injury in patients undergoing percutaneous coronary interventions：insights from the National Cardiovascular Data Registry Cath-PCI Registry. J Am Heart Assoc 2014；3：e001380.〔Ⅳa〕

62）Inohara T, Kohsaka S, Miyata H, Ueda I, Maekawa Y, Fukuda K, Cohen DJ, Kennedy KF, Rumsfeld JS, Spertus JA. Performance and Validation of the U.S. NCDR Acute Kidney Injury Prediction Model in Japan. J Am Coll Cardiol 2016；67：1715-1722.〔Ⅳa〕

63）Becker CR, Davidson C, Lameire N, McCullough PA, Stacul F, Tumlin J, Adam A：High-Risk Situations and Procedures. Am J Cardiol 2006；98：37-41.

64）ACR Committee on Drugs and Contrast Media：ACR Manual on Contrast Media Version 10.3. 2017；https://www.acr.org/Quality-Safety/Resources/Contrast-Manual

65）Cheungpasitporn W, Thongprayoon C, Mao MA, Mao SA, D'Costa MR, Kittanamongkolchai W, Kashani KB：Contrast-induced acute kidney injury in kidney transplant recipients：A systematic review and meta-analysis. WJT 2017；7：81-88.

66）McDonald JS, Katzberg RW, McDonald RJ, Williamson EE, Kallmes DF：Is the Presence of a Solitary Kidney an Independent Risk Factor for Acute Kidney Injury after Contrast-enhanced CT? Radiology 2016；278：74-81.〔C〕

参考文献にした二次資料

a. van der Molen AJ, et al：Post-contrast acute kidney injury-Part 1：Definition, clinical features, incidence, role of contrast medium and risk factors：Recommendations for updated ESUR Contrast Medium Safety Committee guidelines. Eur Radiol 2018.

b. van der Molen AJ, et al：Post-contrast acute kidney injury. Part 2：risk stratification, role of hydration and other prophylactic measures, patients taking metformin and chronic dialysis patients：Recommendations for updated ESUR Contrast Medium Safety Committee guidelines. Eur Radiol 2018.

3

リスク・患者評価

3章　アブストラクトテーブル

文献番号	論文著者/研究デザイン	対象・対照	検査法/評価時期・方法	結　果
1	Chong E, et al：Ann Acad Med Singapore 2010；39：374-380. エビデンスレベル：Ⅳa	対象：PCI の施行中に予防策をとらなかった正常 SCr（<1.5 mg/dL）患者 3,036 例	検査：PCI 評価時期：CIN の発症率と 1，6 カ月の死亡率	CIN の発症率は 7.3%．CIN のリスクファクターは，年齢（OR＝6.4），女性（OR＝2.0），LVEF＜50%（OR＝1.02），貧血（Hb＜11 mg/dL）（OR＝1.5），収縮期低血圧（<100 mmHg）（OR＝1.5），インスリン治療中の糖尿病は最も高いリスク CIN を発症した患者の死亡率は高かった（1 カ月 14.5% vs 1.1%，6 カ月で 17.8% vs 2.2%）
2	La Manna G, et al：Artif Organs 2010；34：E193-E199. エビデンスレベル：Ⅳb	対象：冠動脈造影を受けた 136 例	検査：冠動脈造影 評価方法：CIN の予防策をとった症例の CIN リスクファクターは何か．	CIN の発症率は 15.44%．高齢と心室機能不全（EF＜40%）が CIN のリスクファクターであった． 心室機能不全，貧血，糖尿病，心筋梗塞の既往，高齢（＞70 歳）の複合は CIN のリスクを 3 倍上昇させた．
3	Gomes AS, et al：AJR 1985；145：1249-1253. エビデンスレベル：Ⅳa	対象：動脈造影検査を受けた 364 例	検査：動脈造影	CIN は全体で 7.1% にみられ，1.4% は透析を必要とした．検査前腎障害，高齢，造影剤使用量，検査方法，糖尿病，合併する心疾患は CIN のリスクファクターであった．CIN の頻度は検査前腎障害のある患者で高かった（14.8%），このうち 3.7% は透析を要した．
6	Nikolsky E, et al：Am J Cardiol 2004；94：300-305. エビデンスレベル：Ⅳb	対象：PCI を受けた糖尿病の予後に CKD が関与するかを調査．対象は PCI を受けた DM 患者 1,575 例，このうち 1,046 例（66%）が非 CKD で，492 例（31%）が非透析 CKD，37 例が透析．	検査：PCI	PCI 後の CIN は，非 CKD で 15%，CKD で 27%，透析必要例は非 CKD で 0.1%，CKD で 3.1%．CIN の予知は PCI 前後の低血圧（OR 2.62），インスリン治療（OR 1.84），造影剤量（OR 1.30）に関係していた． CIN は 1 年死亡率の予知因子であった．
7	Parfrey PS, et al：N Engl J Med 1989；320：143-149. エビデンスレベル：Ⅲ	対象：造影剤群（糖尿病のみ 85 例，腎障害（SCr≧150 mmol/L）のみ 101 例，糖尿病＋腎障害 34 例） 対照：非造影剤群（糖尿病のみ 59 例，腎障害のみ 145 例，糖尿病＋腎障害 64 例）	評価方法：ARF は SCr＞50% の上昇で定義	CIN の発症率 対照群：糖尿病のみ；3.4%，腎障害のみ；1.5%，糖尿病＋腎障害；1.6% 対象群：糖尿病のみ；2.4%（RR 0.7，95%CI 0.1〜4.8），腎障害のみ；6.4%（RR 4.3，95%CI 0.9〜21.0），糖尿病＋腎障害；8.8%（RR 5.5，95%CI 0.6〜49.4）

文献番号	論文著者/研究デザイン	対象・対照	検査法/評価時期・方法	結　果
8	McCullough PA, et al：J Am Coll Cardiol 2006；48：692-699. エビデンスレベル：I		評価方法：isoosmolar 造影剤の iodixanol か low osmolar 造影剤を使った 16 の RCT（2,727 例）のメタ解析．患者を CKD，糖尿病，CKD＋糖尿病に分け，SCr の上昇と CIN の発症を検討	isoosmolar 造影剤は low osmolar 造影剤に比較して SCr の上昇，CIN の発症が，特に CKD，CKD＋糖尿病の患者において低かった．CIN の予知因子は CKD，CKD＋糖尿病，low osmolar 造影剤の使用であった．
11	Kiski D, et al：Nephrol Dial Transplant 2010；25：759-764. エビデンスレベル：IVb	SCr 1.3 mg/dL 以上 3.0 mg/dL 未満　412 例 対象：ACE 阻害薬投与中 236 例，ARB 投与中 33 例（計 269 例） 対照：ACE 阻害薬，ARB 非投与症例　143 例	検査：CAG 評価時期：72 時間以内 評価方法：SCr 0.5 mg/dL 以上もしくは 25％以上の上昇	対象群：CIN の発症率 11.9％ 対照群：CIN の発症率 4.2％ 統計的な有意差の有無：p＝0.005
12	Saudan P, et al：J Nephrol 2008；21：681-685. エビデンスレベル：IVa	対象：ACE 阻害薬もしくは ARB 治療症例　17 例 対照：ACE 阻害薬，ARB 非投与症例　18 例	検査：CAG 評価時期：CAG 24 時間前と直後 評価方法：GFR の変化	対象群：101→91 mL/min，変化率－9％ 対照群：78→90 mL/min，変化率－1％ 統計的な有意差の有無：p＝0.049
16	Rosenstock JL, et al：Int Urol Nephrol 2008；40：749-755. エビデンスレベル：IVa	ACE 阻害薬もしくは ARB 治療症例 CKD 3～4 対象：ACE 阻害薬，ARB の CAG 24 時間前の中止 113 例 対照：ACE 阻害薬，ARB 継続　107，ACE 阻害薬，ARB 非投与例　63 例	検査：CAG 評価時期：24～72 時間後 評価方法：SCr 0.5 mg/dL 以上もしくは 25％以上の上昇	CIN の発症率（％）：中止群 3.7，継続群 6.2，非投与群 6.3 統計的な有意差の有無：p＝0.66
21	Solomon R, et al：N Engl J Med 1994；331：1416-1420. エビデンスレベル：II	SCr 1.6 mg/dL より高値あるいは CCr 60/mL 未満 対象：下記　0.45％食塩液＋25 g マンニトール　25 例 下記　0.45 食塩液＋80 mg フロセミド　25 例 対照：0.45％食塩液　1 mL/kg/h/CAG 12 時間前に開始，術中継続　25 例	検査：CAG 評価時期：48 時間 評価方法：SCr 0.5 mg/dL 以上の上昇	対象群：7/25（28％），10/25（40％） 対照群：3/25（11％） 統計的な有意差の有無：p＝0.01
22	Majumdar SR, et al：Am J Kid Dis 2009；54：602-609. エビデンスレベル：II	SCr＞1.7 mg/dL　92 例 対象：下記＋25 g マンニトール，100 mg フロセミド（尿量分は 0.45％食塩液で補充投与） 対照：0.45％食塩液含（15 mmol KCL）　500 mL を術前 4 時間で投与	検査：CAG 評価時期：49 時間 評価方法：SCr 0.5 mg/dL 以上もしくは 25％以上の上昇	CIN 発症率 対象群：50％ 対照群：28％ 統計的な有意差の有無：p＝0.03
25	Schneider V, et al：Am J Epidemiol 2006；164：881-889. エビデンスレベル：IVb	対象：NSAIDs 服用中の 4,228 例 対照：年齢をマッチさせた 84,540 例	検査：なし 評価方法：CIN ではなく，NSAIDs 服用後 30 日以内の急性腎障害の発症頻度としての検討	RR 2.05，95％ CI 1.61～2.60

文献番号	論文著者/研究デザイン	対象・対照	検査法/評価時期・方法	結　果
37	Dangas G, et al：Am J Cardiol 2005；95：13-19. エビデンスレベル：Ⅳb	対象：PCIを受けた7,230例	検査：PCI 評価方法：PCI 48 時間後に SCr が 25%以上または 0.5 mg/dL 以上の上昇を CIN と定義	CIN は CKD のある患者では 19.2%（381 例/1,980 例）に発症，CKD でない患者では 13.1%（688 例/5,250 例）に発症．CIN の発症は eGFR 低下，周術期低血圧，造影剤高用量，Ht 低値，糖尿病，肺水腫，EF＜40%などと関連 CIN は 1 年死亡率と関連していた（CKD 患者では OR＝2.37，非 CKD では OR＝1.78）
38	Goldenberg I, et al：Am J Nephrol 2009；29：136-144. エビデンスレベル：Ⅳa	対象：78 例，CKD 対照：可逆的 AKI 10 例 　　　非 AKI 68 例	検査：冠動脈造影，iopamidol 8〜15 mL 造影時間：48 時間後 評価方法：SCr＞25%，≧0.5 mg/dL	対象群：2 年後死亡率 12%，5 年後死亡率 90%，なし，32% 統計的な有意差の有無：p＜0.001 HR 2.66，95%CI 0.72-4.46，p＝0.001 備考：KDIGO prospective
39	From AM, et al：Mayo Clin Proc 2008；83（10）1095-1100. エビデンスレベル：Ⅳa	対象：CIN 809 例 対照：非 CIN 2,427 例	検査：CT，CTA，血管造影，静脈造影，心臓カテーテル検査 95%低浸透圧造影剤 動注 47%，静注 53% 評価時期：造影 7 日後 評価方法：SCr≧25%，≧0.5 mg/dL	対象群：30 日死亡率 15.6%，観察期間死亡率 31.8% 対照群：30 日死亡率 5.2%，観察期間死亡率 22.6% 統計的な有意差の有無：30 日死亡率 p＜0.001 OR 3.37，95%CI 2.58〜4.41，p＜0.001 1 年死亡率 p＜0.001，HR 1.57，95%CI 1.32〜1.86，p＜0.001 備考：動注よりも静注の 30 日・1 年死亡のリスクが高い KDIGO retrospective case-matched cohort study
40	Gruberg L, et al：J Am Coll Cardiol 2000；36：1542-1548. エビデンスレベル：Ⅳa	対象：透析を受けていない SCr≧1.8 mg/dL 患者で PCI 後に SCr＞25%上昇した患者 対照：透析を受けていない SCr≧1.8 mg/dL 患者で PCI 後に SCr＞25%上昇しなかった患者	検査：PCI，ioxaglate 261±148 mL 214±98 mL 評価時期：48 時間以内 評価方法：SCr≧25% 透析	対象群：院内死亡率 14.9%，1 年累積死亡率 37.7% 対照群：院内死亡率 4.9%，1 年累積死亡率 19.4% 統計的な有意差の有無：p＝0.001 死亡 OR 3.86，95%CI 1.96〜7.58，p＝0.0001 備考：ESUR

文献番号	論文著者/研究デザイン	対象・対照	検査法/評価時期・方法	結　果
41	Senoo T, et al：Am J Cardiol 2010；105：624-628. エビデンスレベル：Ⅳa	対象：338 例 連続する緊急 PCI を施行した ACS 例 冠動脈の解剖が PCI 不適・緊急バイパスグラフとを要した症例・慢性腹腔透析・血液透析・入院時心原性ショック例を除く. CIN 94 例 対照：非 CIN 244 例	検査：緊急 PCI 非イオン性低侵等圧造影剤 229±77 mL　＞200 mL：72% 210±93 mL　＞200 mL：46% 評価時期：PCI 後 2 日 評価方法：SCr＞25%，＞0.5 mg/dL	対象群：院内死亡率 9 例（9.6%） 心原性ショック 2 例，難治性心不全 4 例，多臓器不全 1 例，その他 2 例 対照群：8 例（3.3%） 心原性ショック 1 例，難治性心不全 3 例，多臓器不全 1 例，虚血性脳梗塞 1 例，左室自由壁破裂 1 例，その他 1 例 統計的な有意差の有無：p＝0.025 備考：女性（OR 2.38），左前下降枝病変（OR 2.37），造影剤量＞200 mL（OR 3.60），拡張終期肺動脈圧 15 mmHg（OR 2.03），creatine kinase ピーク値 3,000 IU/L（OR 2.47）
42	Sadeghi HM, et al：Circulation 2003；108：2769-2775. エビデンスレベル：Ⅳa	対象：2,082 例 発症 12 時間以内にショックを呈さない急性心筋梗塞患者 CIN 発症群 86 例 対照：CIN 非発症群 1,798 例	検査：PCI 評価時期：入院期間 5.7±3.5 日 評価方法：SCr＞25%，＞0.6 mg/dL	対象群：30 日死亡率 16.2%，1 年死亡率 23.3% 1.2%，3.2% 統計的な有意差の有無：RR 13.8，95%CI 7.3〜26.2，p＜0.0001 RR 7.4，95%CI 4.7〜11.7，p＜0.0001 備考：既存の腎障害が死亡率増加のリスクである. ESUR prospective multicenter randomized trial
43	Marenzi G, et al：J Am Coll Cardiol 2004；44：1780-1785. エビデンスレベル：Ⅳa	対象：208 例，透析を除く CIN 40 例 対照：非 CIN 168 例	検査：primary PCI 378±200 mL 286±126 mL 評価時期：術後 3 日 評価方法：SCr＞0.5 mg/dL	対象群：院内死亡率 31%，0.60% 統計的な有意差の有無：p＜0.0001 備考：ESUR prospective study
44	McCullough PA, et al：Am J Med 1997；103：368-375. エビデンスレベル：Ⅳa	対象：1,826 例，透析・重複手技例を除く. ARF 264 例，ARFD 14 例	検査：PCI diatrizoate 54.9%，ioxaglate 33.0%，両剤 12% 24.0〜835.1 mL 評価時期：術後 1〜5 日 評価方法：SCr≧25%，透析	院内死亡率 ARF は OR 6.56，95%CI 3.34〜12.92，p＜0.0001. ARFD は OR 13.54，95%CI 3.92〜46.8，p＜0.00001 備考：院内死亡率 35.7%，2 年生存 18.8% ESUR

文献番号	論文著者/研究デザイン	対象・対照	検査法/評価時期・方法	結 果
45	Marenzi G, et al：Ann Intern Med 2009；150 (3)：170-177. エビデンスレベル：Ⅳa	対象：561 例 連続する primary PCI を施行した STEMI 例 長期腹膜透析・血液透析・心臓手術・PCI 中の死亡・PCI 前の NAC 静注例 CIN 115 例(20.5%) 血液濾過・血液透析 14 例	検査：primary PCI iohexol，iomeprol 評価時期：PCI 後 72 時間以内 評価方法：SCr＞25%	対象群：院内死亡率 21.4% 透析を要した CIN 例の死亡率が高い(64% vs. 16%；p＜0.001) Cigarroa らの式による最大造影剤投与量を超えると院内死亡率が高い(13% vs. 3%；p＜0.001) 0.90% 統計的な有意差の有無：p＜0.001 備考：院内主要合併症率が高い；心原性ショック 28% vs. 4%，人工呼吸器 23% vs. 3%，主要出血性事象 10% vs. 2%，心房細動 15% vs. 5%(p＜0.001) Prospective, observational study
46	Heitmeyer C：Clin Cardiol 2010；33 (12)：E51-E59. エビデンスレベル：Ⅳa	対象：412 例 心臓カテーテル検査施行例 3.5＞SCr＞1.3 mg/dL 7 日以内の心筋梗塞・うっ血性心不全(Class Ⅳ)・臓器移植レシピエント・単クローン性免疫グロブリン血症・7 日以内の造影剤曝露を除く. CIN 非発症群 1,800 例	検査：冠動脈造影，PCI iopromide 370 mg/mL 評価時期：術後 1〜6 日 評価方法：SCr≧26%，透析	長期死亡率：48 時間後 SCr 上昇(HRR 1.754，95%CI 1.134〜2.712)，30 日後 SCr 上昇(HRR 3.157，95% CI 1.968〜5.064)，30 日後 eGFR 減少(HRR 0.962，95% CI 0.939〜0.986) 統計的な有意差の有無：単変量コックス回帰モデル 長期死亡率：48 時間後 SCr (HRR 1.608，95%CI 1.002〜2.581)，30 日後 SCr(HRR 2.685，95% CI 1.598〜4.511) 統計的な有意差の有無：多変量コックス回帰モデル 1 年死亡率：48 時間後 SCr ＞0.5 mg/dL，p＝0.016 統計的な有意差の有無：log rank 検定 備考：同報告；Hölscher B：Can J Cardiol 2008；24：845-850.
47	重城健太郎, 他：J Cardiol 2006：48(1)：9-16. エビデンスレベル：Ⅳa	対象：132 例 造影剤不明・血液透析例を除く. CIN 発症群 15 例 対照：CIN 非発症群	検査：緊急冠動脈造影 iopamidol 13，iomeprol 1 ioxaglate 評価時期：造影剤使用 48 時間後 評価方法：SCr 25% or 0.5 mg/dL 以上増加	対象群：院内死亡率 13.3% 平均追跡期間 40 カ月の遠隔期予後(死亡率)26.7% 1.7%，8.6% 統計的な有意差の有無：有意に高率，OR 8.85，95%CI 1.15〜68.2，p＝0.01 有意に多い，HR 3.91，95% CI 1.21〜12.5，p＝0.02

文献番号	論文著者/研究デザイン	対象・対照	検査法/評価時期・方法	結　果
50	Weisbord SD, et al：Clin J Am Soc Nephrol 2008；3：1274-1281. エビデンスレベル：Ⅳa	対象：eGFR<60 mL/min/1.73 m2 の非緊急性造影 CT 検査を受けた 421 例	検査：造影 CT 評価時期：造影 CT 検査後，48 時間，96 時間	6.5％の患者が SCr≧25％上昇，3.5％の患者が SCr≧0.5 mg/dL 上昇であった．10.9％が入院し，2.4％が 30 日以内に死亡したが，CIAKI はこれらのイベントとは関連しなかった．軽度の腎障害患者 (eGFR 53 mL/min/1.73 m^2) において非緊急性造影 CT 検査後の CIAKI は一般的ではない．
51	Matsushima K, et al：J Trauma 2011；70：415-420. エビデンスレベル：Ⅳa	対象：1,184 例，外傷患者 CIN 78 例(6.6%)	検査：低浸透圧造影剤，非イオン性造影剤　iv CT，血管造影 評価時期：72 時間以内 評価方法：SCr>0.5 mg/dL or>25%	対象群：院内死亡率 9.0% 院内死亡率 3.2% 統計的な有意差の有無：p=0.02 院内死亡 OR 1.83，95%CI 0.72〜4.68，p=0.21
52	Rashid AH, et al：Anaesth Intensive Care 2009；37：968-975 エビデンスレベル：Ⅳa	対象：139 例　ICU CIN 16 例(11.5%) 123 例	検査：造影 CT iopromide 300 mg/mL 評価時期：48〜72 時間後 評価方法：SCr>44.2 μmol/L or>25%	対象群：ICU 死亡 51 例 (31%)院内死亡 8 例(50%) ICU 死亡 16 例(13%) 院内死亡 32 例(26%) 統計的な有意差の有無：p=0.068 p=0.074
56	Mehran R, et al：J Am Coll Cardiol 2004；44：1393-1399. エビデンスレベル：Ⅱ	PCI 後の CIN を予想するリスクスコアを検討するために，8,357 例の患者のデータセットを，ランダムに development dataset と validation dataset に振り分けて検討した．	検査：PCI	対象群：低血圧，IABP，うっ血性心不全，75 歳以上，貧血，糖尿病，造影剤量，SCr または eGFR からなるリスクスコアは有用である．

文献番号	文献タイトル	日本語タイトル	エビデンスレベル	著者名	雑誌, 出版年, 頁
9	Contrast induced nephropathy in patients undergoing intravenous（Ⅳ）contrast enhanced computed tomography（CECT）and the relationship with risk factors：A meta-analysis	メタアナリシスにおいて静脈コントラストを経験している患者の対照によって誘発された腎症は，コンピューター断層撮影（CECT）と危険因子との関係を強化する	Ⅳa	Moos SI, et al	Eur J Radiol 2013；82：e387-e399.
10	Meta-analysis：Serum creatinine changes following contrast enhanced CT imaging	メタアナリシスにおける血清クレアチニンは，対照の強化されたCTイメージングの後に変化する	Ⅳa	Kooiman J, et al	Eur J Radiol 2012；81：2554-2561.
13	Effect of Angiotensin-Converting Enzyme Inhibitors in Contrast-Induced Nephropathy：A Meta-Analysis.	メタアナリシスにおける対照によって誘発された腎症のアンジオテンシン変換酵素抑制剤の作用	Ⅱ	Zhou S, et al.	Nephron Clinical Practice 2016；133：1-14.
14	The impact of renin-angiotensin-aldosterone system blockade on contrast-induced nephropathy：a meta-analysis of 12 studies with 4,493 patients.	レニン-アンジオテンシン-アルドステロン系封鎖の対照によって誘発された腎症への影響：4,493人の患者と一緒の12の研究のメタアナリシス	Ⅱ	Jo SH, et al	Cardiology 2015；130：4-14.
15	Strategies Preventing Contrast-Induced Nephropathy After Coronary Angiography：A Comprehensive Meta-Analysis and Systematic Review of 125 Randomized Controlled Trials.	冠動脈造影の後対照によって誘発された腎症防止の戦略：広範囲のメタアナリシスと125件の無作為対照化試験の組織的チェック	Ⅰ	Ali-Hassan-Sayegh S, et al	Angiology 2016；68：389-413.
17	Effects of withdrawing vs continuing renin-angiotensin blockers on incidence of acute kidney injury in patients with renal insufficiency undergoing cardiac catheterization：Results from the Angiotensin Converting Enzyme Inhibitor/Angiotensin Receptor Blocker and Contrast Induced Nephropathy in Patients Receiving Cardiac Catheterization（CAPTAIN）trial.		Ⅱ	Bainey KR, et al	American Heart Journal 2015；170：110-116.
18	Renal safety and angiotensin Ⅱ blockade medications in patients undergoing non-emergent coronary angiography：a randomized controlled study.		Ⅱ	Wolak T, et al	The Israel Medical Association Journal IMAJ 2013；15：682-687.
19	Contrast Material-induced Nephrotoxicity and Intravenous Low-Osmolality Iodinated Contrast Material		Ⅳa	Davenport MS, et al	Radiology 2013；267：94-105.

目的	研究デザイン	対象患者	介入, 曝露因子	主要評価項目	結果	結論
	メタ解析	42 文献 18,790 例	造影 CT	既存の腎不全 (OR 1.73, 95%CI 1.06〜2.82), 糖尿病 (OR 1.87, 95%CI 1.55〜2.26), 悪性腫瘍 (OR 1.79, 95%CI 1.03〜3.11), 65 歳以上 (OR 1.95, 95%CI 1.02〜3.70), NSAIDs 使用 (OR 2.32, 95%CI 1.04〜5.19) は, CIN と関連していたが, 高血圧, 貧血, うっ血性心不全は CIN との関連性はなかった.	4.96%に CIN 発症	加齢はリスク. DM はリスク
	メタ解析	40 文献 19,563 例	造影 CT	CKD (OR 2.26, 95%CI 1.66〜3.07), 糖尿病 (OR 3.10, 95%CI 2.34〜4.09) は CIN 発症のリスクであった.	CIN 発症率は 6.4% (95%CI 5.0〜8.1) であったが, CIN による RRT 導入は 0.06% (95%CI 0.01〜0.4) と少なかった.	DM はリスク
		2014 年までの 12 報告 1,868 例 対照：ACEI 服用 1,011 例 コントロール 857 例		心臓カテーテル検査 (形成術も含む)	CIN 発症 ACEI 服用 7.9% コントロール 8.2% RR 0.95 (95%CI 0.57〜1.58)	
	メタ解析					

文献番号	文献タイトル	日本語タイトル	エビデンスレベル	著者名	雑誌, 出版年, 頁
20	A randomized trial of saline hydration to prevent contrast-induced nephropathy in patients on regular captopril or furosemide therapy undergoing percutaneous coronary intervention		Ⅱ	Shemirani H, et al	Saudi J Kidney Dis Transpl 2012；23：280-285.
23	Contrast-induced acute kidney injury following coronary angiography：a cohort study of hospitalized patients with or without chronic kidney disease		Ⅳa	Neyra JA, et al	Nephrol Dial Transplant 2013；28：1463-1471.
24	Prevention of Contrast-Induced Acute Kidney Injury by Furosemide With Matched Hydration in Patients Undergoing Interventional Procedures：A Systematic Review and Meta-Analysis of Randomized Trials		Ⅰ	Putzu A, et al	JACC：Cardiovascular Interventions 2017；10：355-363.
33	Metformin and contrast-induced acute kidney injury in diabetic patients treated with primary percutaneous coronary intervention for ST segment elevation myocardial infarction：Amulti-center study		Ⅳa	Zeller M, et al	Int J Cardiol 2016；220：137-142.
60	Acute Kidney Injury Risk Prediction in Patients Undergoing Coronary Angiography in a National Veterans Health Administration Cohort With External Validation		Ⅳa	Brown JR, et al	J Am Heart Assoc 2015；4：e002136-42.
61	Validated contemporary risk model of acute kidney injury in patients undergoing percutaneous coronary interventions：insights from the National Cardiovascular Data Registry Cath-PCI Registry.	米国 National Cardiovascular Data Registry CathPCI レジストリにおける PCI 後 CIN 発症リスクスコア評価	Ⅳa	Tsai TT, et al	J Am Heart Assoc 2014；3：e001380.
62	Performance and Validation of the U.S. NCDR Acute Kidney Injury Prediction Model in Japan.	本邦における米国 National Cardiovascular Data Registry CathPCI レジストリにおける PCI 後 AKI 発症リスクスコアの評価	Ⅳa	Inohara T, et al	J Am Coll Cardiol 2016；67：1715-1722.
66	Is the Presence of a Solitary Kidney an Independent Risk Factor for Acute Kidney Injury after Contrast-enhanced CT?	片腎は造影 CT 後の AKI に対する独立したリスク因子となるか？	C	McDonald JS, et al	Radiology 2016；278：74-81.

目的	研究デザイン	対象患者	介入,曝露因子	主要評価項目	結果	結論
	コホート	単施設における 1,160 例	冠動脈造影	心臓カテーテル検査(形成術も含む)	CIN 発症 CKD 患者 19% 非CKD 患者 18% 周術期の経静脈的フロセミド使用は CIN の独立因子 (CKD 患者 OR 2.39 95%CI 1.41〜4.05, 非CKD 患者 OR 2.69 95%CI 1.68〜4.31)	
PCI における CIN 発症リスクスコア作成	後ろ向き観察	PCI 947,012 例を対象にし,70% を development cohort,30%を validation cohort		PCI 後のピーク SCr 値(SCr>0.3 mg/dL,または SCr>50%)	validation cohort において,C 統計量 0.713 (0.709〜0.717),Calibration slope 1.001	リスクスコアは有用
PCI における CIN 発症リスクスコア作成	後ろ向き観察	本邦における PCI 11,041 例		PCI 後 30 日以内のピーク SCr 値(SCr>0.3 mg/dL,または SCr>50%)	C 統計量 0.76,Calibration slope 0.93	リスクスコアは有用
片腎の CIN 発症リスクの検討	後向き観察	造影 CT 検査を施行した単腎患者 247 例	造影 CT 検査	CIN 発症	CIN 発症頻度 単腎群 スタンダード基準 4.1% AKIN 基準 9.7% 両腎群 スタンダード基準 4.2% AKIN 基準 8.8% 単腎群の OR スタンダード基準 1.11(0.65〜1.86) AKIN 基準 0.96(0.41〜2.07) 統計学的有意差 スタンダード基準 p=0.70 AKIN 基準 p=0.99	片腎は CIN 発症リスクとはならない.

4 造影剤の種類

CQ④-1

等浸透圧造影剤と低浸透圧造影剤との間で CIN の発症リスクに違いがあるか？

▶ 回答

等浸透圧造影剤と低浸透圧造影剤との間では CIN の発症頻度に差はみられない．

エビデンスレベル I	推奨グレード　該当せず
(Minds 2017) エビデンスの強さ A	推奨の強さ　なし

CQ④-2

異なる種類の低浸透圧造影剤間で CIN 発症のリスクに違いがあるか？

▶ 回答

異なる種類の低浸透圧造影剤間での CIN 発症のリスクに明確な結論は得られていないが，現在の報告において CIN 発症頻度に差はない．

エビデンスレベル II	推奨グレード　該当せず
(Minds 2017) エビデンスの強さ C	推奨の強さ　なし

解　説

低浸透圧造影剤と等浸透圧造影剤間の比較では，Aspelin ら[1]が，冠動脈または大動脈から大腿動脈血管造影を受けた SCr 1.5〜3.5 mg/dL の糖尿病患者 129 例において等浸透圧造影剤群では 3％（2/64 例）が 0.5 mg/dL 以上の SCr 上昇を示し，低浸透圧造影剤群 26％（17/65 例）と比較して有意に低く（p = 0.002），等浸透圧造影剤は低浸透圧造影剤に比べて CIN が発症する可能性が低いと報告した．しかしながら，25 のランダム化比較前向き試験と 2 編のメタ解析から，等浸透圧造影剤と低浸透圧造影剤の間で CIN 発症頻度に差はみられず，等浸透圧造影剤は CIN 発症のリスクを低減しない（OR 0.87，95％CI 0.73〜1.04）[1〜27]．参考として，CIN に関する欧米ガイドラインを表 1[a,b,28]に示す．

また，異なる低浸透圧造影剤間での CIN 発症リスクについては明確なエビデンスは得られていないものの，現在の報告では差はないとするものが多い[3,29,30]．

CQ④-3

造影剤の侵襲的（経動脈）投与は，非侵襲的（経静脈）投与と比較して CIN 発症のリスクを増加させるか？

▶ 回 答

　　現時点で造影剤の経動脈投与を CIN 発症の独立したリスク因子とするエビデンスはないが，これまでの報告では，侵襲的（経動脈）投与は，非侵襲的（経静脈）投与と比較して CIN 発症率が高いとするものが多い．これらは患者の基礎疾患（糖尿病や慢性腎障害など）の違いを背景としている可能性があるため，特に侵襲的（経動脈）投与を行う際には患者の基礎疾患などに考慮した慎重な投与が必要である．

エビデンスレベルⅣa	推奨グレード　該当せず
（Minds 2017）エビデンスの強さ C	推奨の強さ　なし

表1　CIN 関連ガイドラインにおける造影剤選択に関する記載

1　ESUR ガイドライン第 9 版（2014 年改訂）[a]
造影剤選択に関する記載〔B.2.3 検査時：リスクを有する患者〕
・低浸透圧または等浸透圧造影剤を使用する

2　AHA/ACC 非 ST 上昇型急性冠症候群患者の管理におけるガイドライン（2014 年改訂）[b]
造影剤選択に関する記載
・低浸透圧造影剤もしくは等浸透圧造影剤のどちらを推奨するかに関する十分なエビデンスに乏しい

3　ACR Manual on Contrast Media Version10.3（2017 年改訂）[28]
造影剤選択に関する記載
・等浸透圧造影剤が低浸透圧造影剤に比べて利点があるというエビデンスは確立されていない

表2　経静脈投与と経動脈投与による CIN の発症頻度

著者	経静脈投与群	経動脈投与群	対象患者	評価時期	CIN 基準	経静脈投与後 CIN 発症率	経動脈投与後 CIN 発症率	統計学的な有意差の有無
Chou SH, et al[32]	経静脈投与 67 例	経動脈投与 99 例	動注または静注の造影剤投与を受け 7 日以内に造影腹部骨盤 CT を受けた連続 166 例	5 日以内	SCr>0.5 mg/dL 上昇	4%（3/67）	9%（9/99）	有意差なし p=0.366
Lufft V, et al[33]	経静脈投与 33 例	経動脈投与 31 例	腎動脈の CTA，DSA 施行患者	2 日後	SCr>0.5 mg/dL SCr≧25% 上昇	9.1%（3/33）	6.5%（2/31）	有意差なし
Karlsberg RP, et al[34]	経静脈投与 264 例	経動脈投与 253 例	CTA 後 3〜14 日後に DSA を施行された 271 例	24 時間	SCr≧25% 上昇	7.6%（20 of 264）	8.7%（22/253）	有意差なし p=0.641
Kooiman J, et al[35]	経静脈投与 170 例	経動脈投与 170 例	経動脈投与前後1年以内に造影 CT 受けた 14,287 例	7 日以内	SCr>0.5 mg/dL SCr≧25% 上昇	11.7%（20/170）	14.0%（24/170）	リスク比 1.2（95% CI：0.7〜2.1）
Tong GE, et al[36]	経静脈投与 650 例	経動脈投与 695 例	動注または静注の造影剤投与を受け 14 日以内に動注または静注の造影剤投与を受けた 8,466 例	5 日以内	SCr>0.5 mg/dL 上昇	4%（28/650）	4%（28/695）	有意差なし p=0.99
McDonald JS, et al[37]	経静脈投与 1,969 例	経動脈投与 1,969 例	7 日以上の間隔で，CTA と CAG の両方を受けた 1,969 例	24〜72 時間	SCr≧0.3 mg/dL SCr≧50% 上昇	9.9%（195/1,969）	11%（224/1,969）	有意差なし p=0.12

表3　わが国において血管内投与の適応があるヨード造影剤浸透圧一覧表

浸透圧	一般名 (製品名)	ヨード 含有量 (mgl/mL)	浸透圧比 (生理食塩液 に対する比)	実測浸透圧 (mOsm/kg H₂O)	適応
低浸透圧	イオパミドール iopamidol (イオパミロン)	150	約1	340[25]	CT・血管・尿路
		300	約3	620[25]	
		370	約4	800[25]	
	イオヘキソール iohexol (オムニパーク)	140	約1	—	CT・血管
		240*	約2	520[25]	CT・血管・尿路・脳槽・脊髄
		300*	約2	680[25]	CT・血管・尿路・脊髄
		350	約3	830[25]	CT・血管・尿路
	イオベルソール ioversol (オプチレイ)	160	約1	350[25]	血管
		240	約2	500[25]	CT
		320	約2	710[25]	CT・血管・尿路
		350	約3	790[25]	血管
	イオメプロール iomeprol (イオメロン)	300	約2	520[25]	CT・血管・尿路
		350	約2	620[25]	
		400	約3	730[25]	血管・尿路
	イオプロミド iopromide (プロスコープ)	150	約1	330[25]	CT・血管・尿路
		240	約2	480[25]	
		300	約2〜3	610[25]	
		370	約3〜4	800[25]	
	イオキサグル酸 ioxaglic acid (ヘキサブリックス)	320	約2	—	CT・血管・尿路
等浸透圧	イオジキサノール iodixanol (ビジパーク)	270	約1	—	血管・直接胆道・膵管・逆行性尿路
		320	約1	—	血管

添付文書には，日本薬局方に従い氷点降下法により測定した造影剤の浸透圧比が記載されている．
*脳槽，脊髄撮影の適応は10 mL バイアル製剤のみ．尿路・血管用の同濃度製剤は髄腔内投与の適応なし．
※イオトロクス酸(ビリスコピン)は血管内に投与するが，胆道撮影に用いられるため除外した．
※造影剤の浸透圧は低浸透圧造影剤＞等浸透圧造影剤の順であり，低浸透圧造影剤の生理食塩液に対する浸透圧比(2〜4程度)は等浸透圧造影剤(浸透圧比1)より高いことに注意する．

背　景

　　造影剤の経静脈検査における投与量は，検査部位や検査法によりほぼ確立されている．経動脈検査における投与量も同様であるが，近年の経動脈投与の多くはカテーテル治療に伴っており，新たな治療法の開発や適応拡大に伴い，CIN に対する関心も高まっている．

解　説　CQ❹-3

　　CIN の研究の多くは経動脈投与での検討であり，投与経路の違いによる CIN 発症リスクを検討した報告は，ごく少数である．Katzberg らの総説[31]では，前向き観察7文献の結果から腎機能障害のある患者における低浸透圧もしくは等浸透圧造影剤の経静脈投与において，経静脈投与は経動脈投与に比べて CIN 発症リスクが低い可能性を示唆している．

　　近年では投与経路の違いによる CIN 発症リスクを直接比較したものも少数ではあるが報告されている(表2)[32〜37]．McDonald らの後ろ向き検討[37]では，造影 CT とカテーテル治療などの経動脈投与の両方を受けた患者1,969人において，両者における CIN 発症率の差はなかった

と報告し，CIN 発症には糖尿病や慢性心不全といった患者背景因子の差が関与している可能性を指摘している．

　各種ヨード造影剤と浸透圧について表3にまとめる．

＊ガイドライン委員会終了後に ESUR の造影剤ガイドライン 2018 が出版された．経動脈投与でも，一度肺循環または末梢循環を介してから腎臓に造影剤が到達するルートの場合は，経静脈投与と同程度のリスクであるとされている．

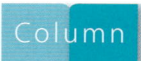 **Column**

高浸透圧造影剤のガイドラインからの削除について

前回のガイドラインでは，高浸透圧造影剤，低浸透圧造影剤，等浸透圧造影剤について検討を行ったが，わが国で 2001 年に高浸透圧造影剤の血管内投与の適応がなくなって 15 年以上が経過しており，今回の改訂版では高浸透圧造影剤に関する CQ はガイドラインから削除した．

文献

1）Aspelin P, Aubry P, Fransson SG, Strasser R, Willenbrock R, Berg KJ：Nephrotoxicity in High-Risk Patients Study of Iso-Osmolar and Low-Osmolar Non-Ionic Contrast Media Study Investigators. Nephrotoxic effects in high-risk patients undergoing angiography. N Engl J Med 2003；348：491-499.

2）Eng J, Wilson RF, Subramaniam RM, Zhang A, Suarez-Cuervo C, Turban S, Choi MJ, Sherrod C, Hutfless S, Iyoha EE, Bass EB：Comparative Effect of Contrast Media Type on the Incidence of Contrast-Induced Nephropathy：A Systematic Review and Meta-analysis. Ann Intern Med 2016；164：417-424.（Ⅰ）

3）Biondi-Zoccai G, Lotrionte M, Thomsen HS, Romagnoli E, D'Ascenzo F, Giordano A, Frati G：Nephropathy after administration of iso-osmolar and low-osmolar contrast media：evidence from a network meta-analysis. Int J Cardiol 2014；172：375-380.（Ⅰ）

4）Carraro M, Malalan F, Antonione R, Stacul F, Cova M, Petz S, Assante M, Grynne B, Haider T, Palma LD, Faccini L：Effects of a dimeric vs a monomeric nonionic contrast medium on renal function in patients with mild to moderate renal insufficiency：a double-blind, randomized clinical trial. Eur Radiol 1998；8：144-147.

5）Chalmers N, Jackson RW：Comparison of iodixanol and iohexol in renal impairment. Br J Radiol 1999；72：701-703.

6）Jo SH, Youn TJ, Koo BK, Park JS, Kang HJ, Cho YS, Chung WY, Joo GW, Chae IH, Choi DJ, Oh BH, Lee MM, Park YB, Kim HS：Renal toxicity evaluation and comparison between visipaque（iodixanol）and hexabrix（ioxaglate）in patients with renal insufficiency undergoing coronary angiography：the RECOVER study：a randomized controlled trial. J Am Coll Cardiol 2006；48：924-930.

7）Feldkamp T, Baumgart D, Elsner M, Herget-Rosenthal S, Pietruck F, Erbel R, Philipp T, Kribben A：Nephrotoxicity of iso-osmolar versus low-osmolar contrast media is equal in low risk patients. Clin Nephrol 2006；66：322-330.

8）Barrett BJ, Katzberg RW, Thomsen HS, Chen N, Sahani D, Soulez G, Heiken JP, Lepanto L, Ni ZH, Ni ZH, Nelson R：Contrast-induced nephropathy in patients with chronic kidney disease undergoing computed tomography：a double-blind comparison of iodixanol and iopamidol. Invest Radiol 2006；41：815-821.

9）Solomon RJ, Natarajan MK, Doucet S, Sharma SK, Staniloae CS, Katholi RE, Gelormini JL, Labinaz M, Moreyra AE：Cardiac Angiography in Renally Impaired Patients（CARE）study：a randomized double-blind trial of contrast-induced nephropathy in patients with chronic kidney disease. Circulation 2007；115：3189-3196.

10）Rudnick MR, Davidson C, Laskey W, Stafford JL, Sherwin PF：Nephrotoxicity of iodixanol versus ioversol in patients with chronic kidney disease：the Visipaque Angiography, Interventions with Laboratory Outcomes in Renal Insufficiency（VALOR）Trial. Am Heart J 2008；156：776-782.

11）Thomsen HS, Morcos SK, Erley CM, Grazioli L, Bonomo L, Ni Z, Romano L：The ACTIVE Trial：comparison of the effects on renal function of iomeprol-400 and iodixanol-320 in patients with chronic kidney disease undergoing abdominal computed tomography. Invest Radiol 2008；43：170-178.

12）Nie B, Cheng WJ, Li YF, Cao Z, Yang Q, Zhao YX, Guo YH, Zhou YJ：A prospective, double-blind, randomized, controlled trial on the efficacy and cardiorenal safety of iodixanol vs. iopromide in patients with chronic kidney disease undergoing coronary angiography with or without percutaneous coronary intervention. Catheter Cardiovasc Interv 2008；72：958-965.

13）Nguyen SA, Suranyi P, Ravenel JG, Randall PK, Romano PB, Strom KA, Costello P, Schoepf UJ：Iso-osmolality versus low-osmolality iodinated contrast medium at intravenous contrast-enhanced CT：effect on kidney function. Radiology 2008；248：97-105.

14）Kuhn MJ, Chen N, Sahani DV, Reimer D, van Beek EJ, Heiken JP, So GJ：The PREDICT study：a randomized double-blind comparison of contrast-induced nephropathy after low- or isoosmolar contrast agent exposure. AJR

2008 ; 191 ; 151-157.

15) Hardiek KJ, Katholi RE, Robbs RS, Katholi CE : Renal effects of contrast media in diabetic patients undergoing diagnostic or interventional coronary angiography. J Diabetes Complications 2008 ; 22 ; 171-177.

16) Wessely R, Koppara T, Bradaric C, Vorpahl M, Braun S, Schulz S, Mehilli J, Schömig A, Kastrati A : Contrast Media and Nephrotoxicity Following Coronary Revascularization by Angioplasty Trial Investigators. Choice of contrast medium in patients with impaired renal function undergoing percutaneous coronary intervention. Circ Cardiovasc Interv 2009 ; 2 : 430-437.

17) Mehran R, Nikolsky E, Kirtane AJ, Caixeta A, Wong SC, Teirstein PS, Downey WE, Batchelor WB, Casterella PJ, Kim YH, Fahy M, Dangas GD : Ionic low-osmolar versus nonionic iso-osmolar contrast media to obviate worsening nephropathy after angioplasty in chronic renal failure patients : the ICON(Ionic versus non-ionic Contrast to Obviate worsening Nephropathy after angioplasty in chronic renal failure patients)study. JACC Cardiovasc Interv 2009 ; 2 : 415-421.

18) Laskey W, Aspelin P, Davidson C, Rudnick M, Aubry P, Kumar S, Gietzen F, Wiemer M : Nephrotoxicity of iodixanol versus iopamidol in patients with chronic kidney disease and diabetes mellitus undergoing coronary angiographic procedures. Am Heart J 2009 ; 158 ; 822-828.

19) Juergens CP, Winter JP, Nguyen-Do P, Lo S, French JK, Hallani H, Fernandes C, Jepson N, Leung DY : Nephrotoxic effects of iodixanol and iopromide in patients with abnormal renal function receiving N- acetylcysteine and hydration before coronary angiography and intervention : a randomized trial. Intern Med J 2009 ; 39 : 25-31.

20) Hernández F, Mora L, García-Tejada J, Velázquez M, Gómez-Blázquez I, Bastante T, Albarrán A, Andreu J, Tascón J : Comparison of iodixanol and ioversol for the prevention of contrast-induced nephropathy in diabetic patients after coronary angiography or angioplasty. Rev Esp Cardiol 2009 ; 62 : 1373-1380.

21) Chuang FR, Chen TC, Wang IK, Chuang CH, Chang HW, Ting-Yu Chiou T, Cheng YF, Lee WC, Chen WC, Yang KD, Lee CH : Comparison of iodixanol and iohexol in patients undergoing intravenous pyelography : a prospective controlled study. Ren Fail 2009 ; 31 : 181-188.

22) Zo'o M, Hoermann M, Balassy C, Brunelle F, Azoulay R, Pariente D, Panuel M, Le Dosseur P : Renal safety in pediatric imaging : randomized, double-blind phase IV clinical trial of iobitridol 300 versus iodixanol 270 in multidetector CT. Pediatr Radiol 2011 ; 41 : 1393-1400.

23) Serafin Z, Karolkiewicz M, Gruszka M, Strózecki P, Lasek W, Odrowaz-Sypniewska G, Manitius J, Beuth W : High incidence of nephropathy in neurosurgical patients after intra-arterial administration of low-osmolar and iso-osmolar contrast media. Acta Radiol 2011 ; 52 : 422-429.

24) Shin DH, Choi DJ, Youn TJ, Yoon CH, Suh JW, Kim KI, Cho YS, Cho GY, Chae IH, Kim CH : Comparison of contrast-induced nephrotoxicity of iodixanol and iopromide in patients with renal insufficiency undergoing coronary angiography. Am J Cardiol 2011 ; 108 : 189-194.

25) Bolognese L, Falsini G, Schwenke C, Grotti S, Limbruno U, Liistro F, Carrera A, Angioli P, Picchi A, Ducci K, Pierli C : Impact of iso-osmolar versus low-osmolar contrast agents on contrast-induced nephropathy and tissue reperfusion in unselected patients with ST-segment elevation myocardial infarction undergoing primary percutaneous coronary intervention(from the Contrast Media and Nephrotoxicity Following Primary Angioplasty for AcuteMyocardial Infarction [CONTRAST-AMI] Trial). Am J Cardiol 2012 ; 109 : 67-74.

26) Chen Y, Hu S, Liu Y, Zhao R, Wang L, Fu G, He Q, Su X, Zheng Y, Qi X, Liu H, Wang J, Gao W, Wang M, Liu S, Zheng X, He B, Yang P, Zhou S, Gao C, Qiu C : Renal tolerability of iopromide and iodixanol in 562 renally impaired patients undergoing cardiac catheterisation : the DIRECT study. EuroIntervention 2012 ; 8 : 830-838.

27) Terrenato I, Sperati F, Musicco F, Pozzi AF, di Turi A, Caterino M, de Lutio di Castelguidone E, Setola SV, Bellomi M, Neumaier CE, Conti L, Cigliana G, Merola R, Antenucci A, Orlandi G, Giordano A, Barba M, Canitano S : Iodixanol vs iopromide in cancer patients : evidence from a randomized clinical trial. J Cell Physiol 2018 ; 233 : 2572-2580.

28) ACR Manual on Contrast Media Version10.3

29) Labountry TM, Shah M, Raman SV, Lin FY, Berman DS, Min JK : Within-hospital and 30-day outcomes in 107,994 patients undergoing invasive coronary angiography with different low-osmolar iodinated contrast media. Am J Cardiol 2012 ; 109 : 1594-1599.

30) Dillman JR, al-Hawary M, Ellis JH, Cohan RH, Kaza R, Myles JD, Khalatbari S, Francis IR : Comparative investigation of i. v. iohexol and iopamidol : effect on renal function in low-risk outpatients undergoing CT. AJR 2012 ; 198 : 392-397.

31) Katzberg RW, Newhouse JH : Intravenous contrast medium-induced nephrotoxicity : Is the medical risk really as great as we have come to believe? Radiology 2010 ; 256 : 21-28.

32) Chou SH, Wang ZJ, Kuo J, Cabarrus M, Fu Y, Aslam R, Yee J, Zimmet JM, Shunk K, Elicker B, Yeh BM : Persistent renal enhancement after intra-arterial versus intravenous iodixanol administration. Eur J Radiol 2011 ; 80 : 378-386.

33) Lufft V, Hoogestraat-Lufft L, Fels LM, Egbeyong-Baiyee D, Tusch G, Galanski M, Olbricht CJ : Contrast media nephropathy : intravenous CT angiography versus intraarterial digital subtraction angiography in renal artery stenosis : a prospective randomized trial. Am J Kidney Dis 2002 ; 40 : 236-242.

34) Karlsberg RP, Dohad SY, Sheng R : Contrast medium-induced acute kidney injury : comparison of intravenous and

intraarterial administration of iodinated contrast medium. J Vasc Interv Radiol 2011 ; 22 : 1159–1165.

35) Kooiman J, Le Haen PA, Gezgin G, de Vries JP, Boersma D, Brulez HF, Sijpkens YW, van der Molen AJ, Cannegieter SC, Hamming JF, Huisman MV : Contrast-induced acute kidney injury and clinical outcomes after intra-arterial and intravenous contrast administration : risk comparison adjusted for patient characteristics by design. Am Heart J 2013 ; 165(5) : 793–799.

36) Tong GE, Kumar S, Chong KC, Shah N, Wong MJ, Zimmet JM, Wang ZJ, Yee J, Fu Y, Yeh BM : Risk of contrast-induced nephropathy for patients receiving intravenous vs. intra-arterial iodixanol administration. Abdom Radiol (NY) 2016 ; 41(1) : 91–99.

37) McDonald JS, Leake CB, McDonald RJ, Gulati R, Katzberg RW, Williamson EE, Kallmes DF : Acute Kidney Injury After Intravenous Versus Intra-Arterial Contrast Material Administration in a Paired Cohort. Invest Radiol 2016 ; 51(12) : 804–809.

参考文献にした二次資料

a. ESUR Guidelines on Contrast Media version9.0

b. Ezra A : 2014 AHA/ACC Guideline for the Management of Patients With Non-ST-Elevation Acute Coronary Syndromes. Circulation 2014 ; 130 : e344–e426.

c. van der Molen AJ, et al : Post-contrast acute kidney injury-Part 1 : Definition, clinical features, incidence, role of contrast medium and risk factors : Recommendations for updated ESUR Contrast Medium Safety Committee guidelines. Eur Radiol 2018.

d. van der Molen AJ, et al : Post-contrast acute kidney injury. Part 2 : risk stratification, role of hydration and other prophylactic measures, patients taking metformin and chronic dialysis patients : Recommendations for updated ESUR Contrast Medium Safety Committee guidelines. Eur Radiol 2018.

4章 アブストラクトテーブル（CQ4-1）

文献番号	文献タイトル	日本語タイトル	エビデンスレベル	著者名	雑誌, 出版年, 頁	目的
1	Nephrotoxicity in High-Risk Patients Study of Iso-Osmolar and Low-Osmolar Non-Ionic Contrast Media Study Investigators. Nephrotoxic effects in high-risk patients undergoing angiography.	高リスク患者における血管造影後の腎毒性評価：等浸透圧造影剤と低浸透圧造影剤の比較	II	Aspelin P, et al	N Engl J Med 2003；348：491-499.	冠動脈造影，血管造影における等浸透圧造影剤と低浸透圧造影剤投与後の CIN の発生率の比較
2	Comparative Effect of Contrast Media Type on the Incidence of Contrast-Induced Nephropathy：A Systematic Review and Meta-analysis.	造影剤の種類の違いによる CIN の発生率	I	Eng J, et al	Ann Intern Med 2016；164：417-424.	等浸透圧造影剤と低浸透圧造影剤投与後の CIN の発生率の比較
3	Nephropathy after administration of iso-osmolar and low-osmolar contrast media：evidence from a network meta-analysis.	等浸透圧および低浸透圧造影剤の投与後の CIN	I	Biondi-Zoccai G, et al	Int J Cardiol 2014；172：375-380.	等浸透圧造影剤と低浸透圧造影剤投与後の CIN の発生率の比較
4	Effects of a dimeric vs a monomeric nonionic contrast medium on renal function in patients with mild to moderate renal insufficiency：a double-blind, randomized clinical trial.	軽度一中等度腎不全患者における等浸透圧造影剤と低浸透圧型造影剤の腎機能への影響	II	Carraro M, et al	Eur Radiol 1998；8：144-147.	排泄性尿路造影における等浸透圧造影剤と低浸透圧造影剤投与後の CIN の発生率の比較
5	Comparison of iodixanol and iohexol in renal impairment.	腎障害における Iodixanol と Iohexol の比較	II	Chalmers N, et al	Br J Radiol 1999；72：701-703.	血管造影における等浸透圧造影剤と低浸透圧造影剤投与後の CIN の発生率の比較
6	Renal toxicity evaluation and comparison between visipaque (iodixanol) and hexabrix (ioxaglate) in patients with renal insufficiency undergoing coronary angiography：the RECOVER study：a randomized controlled trial.	腎不全患者における冠動脈造影を施行後の腎毒性評価と visipaque (iodixanol) と hexabrix (ioxaglate) の比較 (RECOVER study)	II	Jo SH, et al	J Am Coll Cardiol 2006；48：924-930.	冠動脈造影における等浸透圧造影剤と低浸透圧造影剤投与後の CIN の発生率の比較

研究デザイン	対象患者	介入，曝露因子	主要評価項目	結果	結論
RCT	129 例	IOCM/iodixanol	評価時期：3 日間 評価方法：SCr≧0.5 mg/dL	Iodixanol 群の 3%（2/64 例）は，Iohexol 群の 26%（17/65 例）と比較して，有意に 0.5 mg/dL 以上の SCr 濃度の増加を示した（p＝0.002）．	高リスク患者への Iodixanol 使用は，CIN が発生しにくい可能性がある．
meta	低浸透圧造影剤（LOCM）	等浸透圧造影剤（IOCM）	CIN 発症	25 のランダム化試験のメタアナリシスの結果，等浸透圧造影剤 Iodixanol による CIN のリスクは低浸透造影剤と比較してわずかな低下が見出された．投与経路で比較した CIN リスクには何の関係もみられなかった．	Iodixanol は CIN のリスクが低浸透圧造影剤よりわずかに低い傾向があったが，臨床的に重要な要因ではなかった．
meta	低浸透圧造影剤（LOCM）	等浸透圧造影剤（IOCM）	CIN 発症	合計 42 の試験（10,048 例の患者）のメタアナリシスの結果，CIN のリスクは，Iodixanol, Iomeprol, Iopamidol, Ioversol で同等に低かった．逆に，Iohexol と Ioxaglate は 2 倍の発生率であった．	Iodixanol, Iomeprol, Iopamidol, Ioversol は，腎の安全性に関して同様のプロファイルを有していた．
RCT	64 例	IOCM/iodixanol	評価時期：24 時間 評価方法：SCr≧50%	Iodixanol, Iopromide を各々 32 例に投与，排泄性尿路造影を施行後，Iodixanol 投与群 1 例の患者に一過性の CIN が発生した．	非イオン性ダイマー型造影剤 Iodixanol または非イオン性モノマー型 Iopromide の投与は，軽度から中等度の CKD 患者の尿路造影において低い腎毒性を示した．
RCT	102 例	IOCM/iodixanol	評価時期：7 日間 評価方法：SCr≧10%	Iodixanol 群の 15%（8/54 例），Iohexol 群の 31%（15/48 例）で，血管造影後 7 日以内に 10%以上の SCr 上昇を示した（p＜0.05）．	Iodixanol は Iohexol よりもわずかに腎毒性が低い可能性がある．
RCT	175 例	IOCM/iodixanol	評価時期：2 日間 評価方法：SCr≧25%または SCr≧0.5 mg/dL	CIN の発生は，Ioxaglate（17.0%：23/135 例）よりも Iodixanol（7.9%：11/140 例）で有意に低かった（p＝0.021））．OR 0.415，95%CI 0.194〜0.889	等浸透圧造影剤 Iodixanol は，イオン性ダイマー型低浸透圧造影剤である Ioxaglate よりも腎毒性が有意に低かった．

meta：meta analysis

文献番号	文献タイトル	日本語タイトル	エビデンスレベル	著者名	雑誌, 出版年, 頁	目的
7	Nephrotoxicity of iso-osmolar versus low-osmolar contrast media is equal in low risk patients.	低浸透圧造影剤と等浸透圧造影剤の腎毒性は低リスク患者において同等である.	Ⅲ	Feldkamp T, et al	Clin Nephrol 2006；66：322-330.	冠動脈造影における等浸透圧造影剤と低浸透圧造影剤投与後の CIN の発生率の比較
8	Contrast-induced nephropathy in patients with chronic kidney disease undergoing computed tomography：a double-blind comparison of iodixanol and iopamidol.	CKD 患者における CT 施行後の CIN：Iodixanol と Iopamidol の二重盲検比較	Ⅱ	Barrett BJ, et al	Invest Radiol 2006；41：815-821.	造影 CT における等浸透圧造影剤と低浸透圧造影剤投与後の CIN の発生率の比較
9	Cardiac Angiography in Renally Impaired Patients (CARE) study：a randomized double-blind trial of contrast-induced nephropathy in patients with chronic kidney disease.	CKD 患者の心血管造影後の CIN (CARE study)	Ⅱ	Solomon RJ, et al	Circulation 2007；115：3189-3196.	冠動脈造影および冠動脈インターベンションにおける等浸透圧造影剤と低浸透圧造影剤投与後の CIN の発生率の比較
10	Nephrotoxicity of iodixanol versus ioversol in patients with chronic kidney disease：the Visipaque Angiography, Interventions with Laboratory Outcomes in Renal Insufficiency (VALOR) Trial.	CKD 患者における Iodixanol と Ioversol の腎毒性：(VALOR study)	Ⅱ	Rudnick MR, et al	Am Heart J 2008；156：776-782.	冠動脈造影および冠動脈インターベンションにおける等浸透圧造影剤と低浸透圧造影剤投与後の CIN の発生率の比較
11	The ACTIVE Trial：comparison of the effects on renal function of iomeprol-400 and iodixanol-320 in patients with chronic kidney disease undergoing abdominal computed tomography.	CT 後の CKD 患者における iomeprol-400 と iodixanol-320 の腎機能への影響 (ACTIVE study)	Ⅱ	Thomsen HS, et al	Invest Radiol 2008；43：170-178.	造影 CT における等浸透圧造影剤と低浸透圧造影剤投与後の CIN の発生率の比較
12	A prospective, double-blind, randomized, controlled trial on the efficacy and cardiorenal safety of iodixanol vs. iopromide in patients with chronic kidney disease undergoing coronary angiography with or without percutaneous coronary intervention.	冠動脈造影後の CKD 患者における Iodixanol と Iopromide の有効性および心臓の安全性に関する比較	Ⅱ	Nie B, et al	Catheter Cardiovasc Interv 2008；72：958-965.	冠動脈造影および冠動脈インターベンションにおける等浸透圧造影剤と低浸透圧造影剤投与後の CIN の発生率の比較

研究デザイン	対象患者	介入，曝露因子	主要評価項目	結果	結論
RCT	221 例	IOCM/iodixanol	評価時期：48 時間 評価方法：SCr≧0.5 mg/dL	CIN は，Iopromide 群で 6.9%，Iodixanol 群で 8.6% であった．これら 2 つの群での有意差はなかった．	等浸透圧および低浸透圧造影剤は，同等の CIN 発生率を示した．
RCT	153 例	IOCM/iodixanol	評価時期：48〜72 時間 評価方法：SCr≧25% または SCr≧0.5 mg/dL	Iopamidol を投与された患者のいずれにおいても SCr≧0.5 mg/dL は観察されず，Iodixanol 投与された患者の 2.6%（2/76 例）で認められた．Iopamidol 群の 4%（3/77 例）および Iodixanol 群の 4%（3/76 例）において，SCr≧25% 増加を示した．	造影 CT における Iopamidol または Iodixanol の静脈内投与後の CIN リスクは同様に低かった．
RCT	414 例	IOCM/iodixanol	評価時期：45〜120 時間 評価方法：SCr≧25%	Iopamidol 投与後 4.4%（9/204 例），Iodixanol 投与後 6.7%（14/210 例）で SCr が 0.5 mg/dL 以上の増加を示したが，SCr 上昇≧25% は 9.8% および 12.4% であった（p＝0.44）．	糖尿病の有無にかかわらず，高リスク患者に対する Iopamidol または Iodixanol の動脈内投与後 CIN 発生率に統計学的有意差は認めない．
RCT	299 例	IOCM/iodixanol	評価時期：72 時間 評価方法：SCr≧0.5 mg/dL	CIN の発生率は，Iodixanol で 21.8%（34/156 例），Ioversol で 23.8%（34/143 例）であった（p＝0.78）．	CKD 患者において，冠動脈造影後の腎毒性は Iodixanol と Ioversol で有意差は認めなかった．
RCT	148 例	IOCM/iodixanol	評価時期：48〜72 時間 評価方法：SCr≧25% または SCr≧0.5 mg/dL	Iodixanol 投与群 6.9%（5/72 例）Iomeprol 投与群 0%（0/76 例），で SCr が 0.5 mg/dL 以上の増加を示した（p＝0.025, 95%CI−12〜−1.1）．	静脈内投与後の CIN の発生率は，Iomeprol よりも Iodixanol で有意に高かった．
RCT	208 例	IOCM/iodixanol	評価時期：3 日間 評価方法：SCr≧25% または SCr≧0.5 mg/dL	CIN の発生率は，Iodixanol のほうが Iopromide よりも有意に低かった（p＝0.011）．Iodixanol 投与群 5.7%（6/106 例），Iopromide16.7%（17/102 例）	Iodixanol は Iopromide よりも CIN の発生率が低く，心血管有害事象が少ないことと関連していた．

文献番号	文献タイトル	日本語タイトル	エビデンスレベル	著者名	雑誌, 出版年, 頁	目的
13	Iso-osmolality versus low-osmolality iodinated contrast medium at intravenous contrast-enhanced CT : effect on kidney function.	造影 CT における等浸透圧造影剤と低浸透圧造影剤の腎機能への影響	Ⅱ	Nguyen SA, et al	Radiology 2008；248：97-105.	造影 CT における等浸透圧造影剤と低浸透圧造影剤投与後の CIN の発生率の比較
14	The PREDICT study : a randomized double-blind comparison of contrast-induced nephropathy after low- or isoosmolar contrast agent exposure.	等浸透圧造影剤, 低浸透圧造影剤投与後の CIN (PREDICT study)	Ⅲ	Kuhn MJ, et al	AJR. 2008；191：151-157.	造影 CT における等浸透圧造影剤と低浸透圧造影剤投与後の CIN の発生率の比較
15	Renal effects of contrast media in diabetic patients undergoing diagnostic or interventional coronary angiography.	糖尿病患者における冠動脈造影後の腎機能	Ⅱ	Hardiek KJ, et al	J Diabetes Complications. 2008；22：171-177.	冠動脈造影および冠動脈インターベンションにおける等浸透圧造影剤と低浸透圧造影剤投与後の CIN の発生率の比較
16	Contrast Media and Nephrotoxicity Following Coronary Revascularization by Angioplasty Trial Investigators. Choice of contrast medium in patients with impaired renal function undergoing percutaneous coronary intervention.	冠動脈インターベンション後の CKD 患者における CIN：造影剤の種類による研究	Ⅱ	Wessely R, et al	Circ Cardiovasc Interv 2009；2：430-437.	冠動脈造影および冠動脈インターベンションにおける等浸透圧造影剤と低浸透圧造影剤投与後の CIN の発生率の比較
17	Ionic low-osmolar versus nonionic iso-osmolar contrast media to obviate worsening nephropathy after angioplasty in chronic renal failure patients : the ICON (Ionic versus non-ionic Contrast to Obviate worsening Nephropathy after angioplasty in chronic renal failure patients) study.	CKD 患者の血管形成術後の CIN：イオン性低浸透圧造影剤と非イオン性等浸透圧造影剤の比較	Ⅱ	Mehran R, et al	JACC Cardiovasc Interv 2009；2：415-421.	冠動脈造影および経皮的冠動脈インターベンションにおける等浸透圧造影剤と低浸透圧造影剤投与後の CIN の発生率の比較
18	Nephrotoxicity of iodixanol versus iopamidol in patients with chronic kidney disease and diabetes mellitus undergoing coronary angiographic procedures.	CKD および糖尿病患者の Iodixanol, Iopamidol を用いた冠動脈造影の腎毒性	Ⅱ	Laskey W, et al	Am Heart J 2009；158：822-828.	冠動脈造影および経皮的冠動脈インターベンションにおける等浸透圧造影剤と低浸透圧造影剤投与後の CIN の発生率の比較

研究デザイン	対象患者	介入，曝露因子	主要評価項目	結果	結論
RCT	117 例	IOCM/iodixa-nol	評価時期：3 日間 評価方法：SCr≧25%または SCr≧0.5 mg/dL	Iodixanol 群（8.5%）が Iopromide 群（27.8%）よりも，0.5 mg/dL 以上または 25%以上の SCr の上昇を示した（p＝0.012）．	高リスク患者における造影剤の静脈投与は，永続的な腎毒性と関連する可能性は低い．造影剤投与後の SCr レベルは，Iopromide 群よりも Iodixanol 群のほうが低い．
RCT	248 例	IOCM/iodixa-nol	評価時期：48〜72時間 評価方法：SCr≧25%	Iopamidol を投与された 5.6%（7/125 例）および Iodixanol を投与された 4.9%（6/123 例）において SCr 値の上昇を認めた（95%CI−4.8〜6.3，p＝1.0）．	静脈内投与された糖尿病および CKD 患者における CIN の発生率は，Iopamidol，Iodixanol 間で有意差はなかった．
RCT	102 例	IOCM/iodixa-nol	評価時期：7 日間 評価方法：SCr≧25%	Iopamidol：10/48 例，Iodixanol：7/54 例の患者において，SCr≧25%の増加を示した（p＝NS）．	Iopamidol，Iodixanol について腎機能障害の有意差は認めなかった．
RCT	284 例	IOCM/iodixa-nol	評価時期：入院中 評価方法：SCr≧25%または SCr≧0.5 mg/dL	CIN の発生率は Iodixanol：22.2%（36/162例），Iomeprol：27.8%（45/162 例）より低かった．有意差なし（p＝0.25）．	CKD 患者での冠動脈インターベンションでの等浸透圧造影剤の使用は低浸透圧造影剤と比較して，腎毒性の有意な低下と関連していない．
RCT	146 例	IOCM/iodixa-nol	評価時期：3 日間 評価方法：SCr≧25%または SCr≧0.5 mg/dL	Scr 値のピーク上昇率が 25%または 0.5 mg/dL 以上の患者の割合は，Iodixanol（15.9%），Ioxaglate（24.2%）の 2 群間で有意差はなかった．	高リスク患者において，冠動脈造影での非イオン性等浸透圧造影剤の使用は，イオン性低浸透圧造影剤と比較して，CKD 患者の腎臓への影響を軽減しない．
RCT	417 例	IOCM/iodixa-nol	評価時期：3 日間 評価方法：SCr≧25%または SCr≧0.5 mg/dL	CIN の発生率は iodixanol 群で 10.5%（24/214 例），Iopamidol 群で 9.8%（20/203 例）であった（p＝0.7）．	SCr のピーク上昇および CIN のリスクのにおいて，Iodixanol と Iopamidol との間に有意差はなかった．

文献番号	文献タイトル	日本語タイトル	エビデンスレベル	著者名	雑誌, 出版年, 頁	目的
19	Nephrotoxic effects of iodixanol and iopromide in patients with abnormal renal function receiving N-acetylcysteine and hydration before coronary angiography and intervention : a randomized trial.	N-acetylcysteine および hydration を受けている CKD 患者における冠動脈造影後の腎毒性 : Iodixanol と Iopromide の比較	Ⅱ	Juergens CP, et al	Intern Med J 2009 ; 39 : 25-31.	冠動脈造影および経皮的冠動脈インターベンションにおける等浸透圧造影剤と低浸透圧造影剤投与後の CIN の発生率の比較
20	Comparison of iodixanol and ioversol for the prevention of contrast-induced nephropathy in diabetic patients after coronary angiography or angioplasty.	冠動脈造影または冠動脈インターベンション後の糖尿病患者における CIN : Iodixanol と Ioversol の比較	Ⅲ	Hernández F, et al	Rev Esp Cardiol 2009 ; 62 : 1373-1380.	冠動脈造影および経皮的冠動脈インターベンションにおける等浸透圧造影剤と低浸透圧造影剤投与後の CIN の発生率の比較
21	Comparison of iodixanol and iohexol in patients undergoing intravenous pyelography : a prospective controlled study.	静脈性腎盂造影における Iodixanol と Iohexol の比較	Ⅲ	Chuang FR, et al	Ren Fail 2009 ; 31 : 181-188.	静脈性腎盂造影における等浸透圧造影剤と低浸透圧造影剤投与後の CIN の発生率の比較
22	Renal safety in pediatric imaging : randomized, double-blind phaseⅣ clinical trial of iobitridol 300 versus iodixanol 270 in multidetector CT.	小児における腎の安全性 : CT 後の Iobitridol 300 と Iodixanol 270 の比較	Ⅱ	Zo'o M, et al	Pediatr Radiol 2011 ; 41 : 1393-1400.	造影 CT における等浸透圧造影剤と低浸透圧造影剤投与後の CIN の発生率の比較
23	High incidence of nephropathy in neurosurgical patients after intra-arterial administration of low-osmolar and iso-osmolar contrast media.	脳神経外科患者における低浸透圧造影剤および等浸透圧造影剤の動脈内投与後の高い CIN の発生率	Ⅱ	Serafin Z, et al	Acta Radiol 2011 ; 52 : 422-429.	脳血管撮影における等浸透圧造影剤と低浸透圧造影剤投与後の CIN の発生率の比較
24	Comparison of contrast-induced nephrotoxicity of iodixanol and iopromide in patients with renal insufficiency undergoing coronary angiography.	CKD 患者における冠動脈造影後の Iodixanol と Iopromide の CIN の比較	Ⅱ	Shin DH, et al	Am J Cardiol 2011 ; 108 : 189-194.	冠動脈造影における等浸透圧造影剤と低浸透圧造影剤投与後の CIN の発生率の比較

研究デザイン	対象患者	介入, 曝露因子	主要評価項目	結果	結論
RCT	191 例	IOCM/iodixanol	評価時期：48 時間 評価方法：SCr≧25%または SCr≧0.5 mg/dL	Iopromide を投与された患者の 15%（15/100 例）および Iodixanol を投与された患者の 12%（11/91 例）で CIN を発症した（95% CI 13～−7, p=0.56）.	Iodixanol は Iopromide と比較して，CIN の発生率において統計学的有意差は認めなかった.
RCT	150 例	IOCM/iodixanol	評価時期：72 時間 評価方法：SCr≧25%または SCr≧0.5 mg/dL	造影剤の発生率は，Iodixanol のほうが Ioversol よりも有意に低かった（2.5% vs. 8.3%）.（OR=0.255, 95%CI 0.068～0.952, p=0.047）	糖尿病患者では，冠動脈造影後において等浸透圧造影剤の Iodixanol は低浸透圧造影剤 Ioversol よりも CIN の発生率が低かった.
RCT	50 例	IOCM/iodixanol	評価時期：3 日間 評価方法：SCr≧25%	CIN の発生率は全患者の 4%（Iodixanol 1/25 例と Iohexol 1/25 例）	静脈性尿路造影において Iodixanol および Iohexol は安全であり，特に高齢者または高リスクの患者においても低い腎毒性である.
RCT	128 例	IOCM/iodixanol	評価時期：48～72 時間 評価方法：SCr≧25%	CIN 発生率は Iobitridol で 4.8%（3/62 例），Iodixanol で 10.6%（7/66 例）であった（有意差なし）.	正常な腎機能を有する小児において，CIN の発生率は等・低浸透圧造影剤について，有意差なく同等の安全性が確認された.
RCT	92 例	IOCM/iodixanol	評価時期：3 日間 評価方法：SCr≧25%または SCr≧0.5 mg/dL	CIN は全体の 22.8%（21/92 例）で発生し，低浸透圧造影剤使用後は 27.1%（13/48 例），等浸透圧造影剤では 18.2%（8/44 例）であった（p=NS）.	低浸透圧造影剤投与後の腎機能および CIN の発生率は等浸透圧造影剤投与後の値と統計学的に差は認めなかった.
RCT	420 例	IOCM/iodixanol	評価時期：48 時間 評価方法：SCr≧25%または SCr≧0.5 mg/dL	CIN は 9.3%（39/420 例）で発症した．Iodixanol 群（10.7%：23/215 例）と Iopromide 群（7.8%：16/205 例）との間に有意差はなかった（95%CI −3.1～8.9, p=0.394）.	CKD 患者における冠動脈造影後の CIN の発生率は Iodixanol 群と Iopromide 群で有意差は認めなかった.

文献番号	文献タイトル	日本語タイトル	エビデンスレベル	著者名	雑誌, 出版年, 頁	目的
25	Impact of iso-osmolar versus low-osmolar contrast agents on contrast-induced nephropathy and tissue reperfusion in unselected patients with ST-segment elevation myocardial infarction undergoing primary percutaneous coronary intervention (from the Contrast Media and Nephrotoxicity Following Primary Angioplasty for Acute Myocardial Infarction [CONTRAST-AMI] Trial).	ST上昇・心筋梗塞患者における初回経皮的冠動脈インターベンション後のCINおよび再灌流療法に対する等浸透圧造影剤と低浸透圧造影剤の影響(CONTRAST-AMI study)	Ⅱ	Bolognese L, et al	Am J Cardiol 2012；109：67-74.	冠動脈インターベンションにおける等浸透圧造影剤と低浸透圧造影剤投与後のCINの発生率の比較
26	Renal tolerability of iopromide and iodixanol in 562 renally impaired patients undergoing cardiac catheterisation：the DIRECT study.	562例のCKD患者における心臓カテーテル検査後の腎耐性：Iopromideとlodixanolの比較(DIRECT study)	Ⅱ	Chen Y, et al	EuroIntervention 2012；8：830-838.	冠動脈造影および経皮的冠動脈インターベンションにおける等浸透圧造影剤と低浸透圧造影剤投与後のCINの発生率の比較
27	Iodixanol vs iopromide in cancer patients：evidence from a randomized clinical trial.	がん患者におけるIodixanolとIopromideの比較	Ⅱ	Terrenato I, et al	J Cell Physiol 2018；233：2572-2580.	造影CTにおける等浸透圧造影剤と低浸透圧造影剤投与後のCINの発生率の比較

研究デザイン	対象患者	介入，曝露因子	主要評価項目	結果	結論
RCT	465 例	IOCM/iodixanol	評価時期：72 時間 評価方法：SCr≧25%	CIN は，Iopromide 群の 10%（23/234 例）および Iodixanol 群の 13%（30/231 例）で発生した．	冠動脈インターベンションを受けた急性心筋梗塞の患者において，Iopromide は CIN の発生において Iodixanol に劣っていなかった．
RCT	562 例	IOCM/iodixanol	評価時期：3 日以内 評価方法：SCr≧0.5 mg/dL	Iopromide 投与後の患者の 0.4%（1/278 例）および Iodixanol 投与後の 0.3%（1/284 例）で SCr の 50% 以上の増加が認められた．	Iopromide と Iodixanol との間に腎毒性の差はみられなかった．
RCT	490 例	IOCM/iodixanol	評価時期：24 時間，72 時間 評価方法：SCr≧25%または SCr≧0.5 mg/dL	24 時間後の CIN の発生は Iopromide 群で 7/242 例，Iodixanol 群で 3/244 例であった（p=0.34）．72 時間後では Iopromide 群で 8/242 例，Iodixanol 群で 2/244 例であった（p=0.11）．	Iodixanol は Iopromide と比較して，より安全なプロファイルを示唆している．

4章　アブストラクトテーブル（CQ4-2）

文献番号	文献タイトル	日本語タイトル	エビデンスレベル	著者名	雑誌，出版年，頁	目的
29	Within-hospital and 30-day outcomes in 107,994 patients undergoing invasive coronary angiography with different low-osmolar iodinated contrast media.	異なる低浸透圧ヨード造影剤を用いて侵襲的冠動脈血管造影を施行した 107,994 例の患者の入院中および 30 日間後の経過	Ⅳa	Labountry TM, et al	Am J Cardiol 2012；109：1594-1599.	種類の異なる低浸透圧造影剤間で臨床的な差の有無を評価する．
30	Comparative investigation of i. v. iohexol and iopamidol：effect on renal function in low-risk outpatients undergoing CT.	イオヘキソールとイオパミドールの経静脈投与における比較検討：CT を受ける低リスクの外来患者への影響	Ⅱ	Dillman JR, et al	AJR 2012；198：392-397.	CT 検査を受ける低リスクの外来患者への Iohexol と Iopamidol の影響を比較する．

研究デザイン	対象患者	介入, 曝露因子	主要評価項目	結果	結論
retro	侵襲的冠動脈造影や経皮的冠動脈形成術を受けた 107,994 例 Iohexol：20,136 例 Iopamidol：21,539 例 Ioversol：66,319 例	侵襲的冠動脈造影 and/or 経皮的冠動脈形成術	入院中の死亡率, 血液透析導入率, 入院期間, CIN による 30 日以内の再入院率	Iohexol の群と比較して, Iopamidol や Ioversol の群でいずれの項目も差はなかった. ・入院中血液透析率(0.5 vs. 0.4%, p=0.45；0.3 vs. 0.5%, p=0.05) ・入院中死亡率(0.7 vs. 0.6%, p=0.60；0.5 vs. 0.6%, p=0.42), ・入院期間(2.9±2.7 vs. 2.9±2.7 days, p=0.05；2.8±2.6 vs. 2.9±3.1 days, p=0.35) ・CIN による 30 日以内の再入院率(0.1 vs. 0.1%, p=0.82；0.1 vs. 0.1%, p=0.52)	冠動脈造影および冠動脈形成術を受ける患者において, 異なる低浸透圧造影剤間での入院中死亡率, 血液透析導入率, CIN による再入院は稀であり, 差はない.
double-blind RCT	腎機能障害のない患者 389 例 Iohexol：190 例 Iopamidol：199 例	造影 CT 検査における造影剤の経静脈投与	評価時期：造影検査から 2〜3 日後 評価方法：SCr≧25%/SCr≧0.3 mg/dL/SCr≧0.5 mg/dL	ベースライン Cr からの平均変化は, イオヘキソール群：0.07±0.12 mg/dL イオパミドール群：0.05±0.12 mg/dL 造影剤間での差：−0.02±0.12 mg/dL (p=0.08)	値が小さいため統計学的な有意差は得られなかったが, CT 検査を受ける低リスクの外来患者への Iohexol と Iopamidol の腎機能への影響の差はほぼない.

retro：a retrospective multicenter observational study

4章　アブストラクトテーブル（CQ4-3）

文献番号	文献タイトル	日本語タイトル	エビデンスレベル	著者名	雑誌, 出版年, 頁	目的
34	Contrast medium-induced acute kidney injury：comparison of intravenous and intraarterial administration of iodinated contrast medium.	CIN：ヨード造影剤の静脈内および動脈内投与の比較	Ⅳa	Karlsberg RP, et al	J Vasc Interv Radiol 2011；22：1159-1165.	造影剤経動脈投与と経静脈投与後のCIN発症の比較
35	Contrast-induced acute kidney injury and clinical outcomes after intra-arterial and intravenous contrast administration：risk comparison adjusted for patient characteristics by design.	動脈内および静脈内投与後のCINおよび臨床転帰	Ⅳa	Kooiman J, et al	Am Heart J 2013；165：793-799.	造影剤経動脈投与と経静脈投与後のCIN発症の比較
36	Risk of contrast-induced nephropathy for patients receiving intravenous vs. intra-arterial iodixanol administration.	静脈内または動脈内Iodixanol投与後のCINのリスク	Ⅳa	Tong GE, et al	Abdom Radiol (NY) 2016；41：91-99.	造影剤経動脈投与と経静脈投与後のCIN発症の比較
37	Acute Kidney Injury After Intravenous Versus Intra-Arterial Contrast Material Administration in a Paired Cohort.	静脈内対動脈造影後の急性腎障害	Ⅳa	McDonald JS, et al	Invest Radiol 2016；5：804-809.	造影剤経動脈投与と経静脈投与後のCIN発症の比較

研究 デザイン	対象患者	介入，暴露因子	主要評価項目	結果	結論
case	静脈内投与； 264 例 動脈内投与； 253 例	造影剤の経動脈投与	評価時期：24 時間 評価方法：SCr≧ 25％	CTA での AKI の発生率は 7.6％（264 例中 20 例）であったが，経動脈投与では 8.7％（253 例中 22 例）と統計的に差はなかった（p＝0.641）．	IV 投与群と IA 投与群の間で統計的に有意差は認めない．
case	静脈内投与； 170 例 動脈内投与； 170 例	造影剤の経動脈投与	評価時期：7 日間 評価方法：SCr≧ 25％または SCr≧ 0.5 mg/dL	CIN のリスクは，静脈内投与後 20/170（11.7％，95％CI 7.7〜17.5）に対して，動脈投与群 24/170（14.0％，95％CI 9.6〜20.2）であり，リスク比は 1.2（95％CI 0.7〜2.1）であった．	CIN のリスク，臨床経過は，動脈内および静脈内投与後も同様である．
case	静脈内投与； 650 例 動脈内投与； 695 例	造影剤の経動脈投与	評価時期：5 日間 評価方法：SCr≧ 0.5 mg/dL	ロジスティック回帰分析では静脈内（650 例中 28 例，4％）または動脈内（695 例中 28 例，4％）の Iodixanol 投与後の CIN 発生率に差を認めなかった（p＝0.798）．	静脈内および動脈内の Iodixanol 投与による血清クレアチニンの上昇は稀である．
case	静脈内投与； 1,969 例 動脈内投与； 1,969 例	造影剤の経動脈投与	評価時期：24〜72 時間 評価方法：SCr≧ 50％または SCr≧ 0.3 mg/dL	造影 CT 後の CIN の発生率は，PCI 後の率と類似していた（9.9 vs. 11％．p＝0.12）．	造影剤の動脈内投与は，静脈内投与と比較して，CIN のリスクは同様である．

case：case-control study

⑤ 経動脈的造影剤投与による検査・治療

CQ⑤-1

CKD 患者では CAG による CIN 発症のリスクが増加するか？

▶ 回答

1. CKD 患者（eGFR＜60 mL/min/1.73 m²）は CAG による CIN 発症のリスクが増加する可能性が高く，また腎機能（eGFR）が低下するにつれ CIN の発症リスクは高くなる．
2. eGFR が 60 mL/min/1.73 m²未満の患者に CAG を行う際には，CIN に関する適切な説明を行い，造影前後に補液などの十分な予防策を講ずることを推奨する．

　　エビデンスレベル I　　推奨グレード A

背　景

　近年，CAG やカテーテル治療の普及により，造影剤を使用する機会が増加している．eGFR ≧60 mL/min/1.73 m²では特に CIN の予防策を要しないが，脱水のある場合にはあらかじめ輸液を検討する．しかし eGFR＜60 mL/min/1.73 m²の場合は CIN リスクが高く，造影剤使用による一時的あるいは恒久的に腎機能が悪化する危険性がある．

解　説　CQ⑤-1

　CKD 患者では，eGFR が低下するに従って CIN の発症リスクが増加することが報告されている[1]．わが国における 2001 年の白木らの報告では，CAG を施行した 1,920 例中 61 例（3.2%）に CIN を発症し（SCr≧0.5 mg/dL 上昇），うち 1 例（0.05%）が透析導入となった[2]．また，藤崎らの報告では，CAG を施行した 267 例中 12 例（4.5%）に CIN が発症し（SCr≧0.5 mg/dL 上昇），うち 2 例（0.7%）は透析導入となった[3]．2002 年に発表された Mayo Clinic の報告では，CAG を受けた 7,586 例中 254 例（3.3%）に CIN が発症し（SCr≧0.5 mg/dL 上昇），うち 20 例（7.9%）が透析導入となった[4]．また，1 年後と 5 年後の死亡率は CIN 発症群で 12.1%，44.6% と，CIN 非発症群 3.7%，14.5% に比較して有意に高値であった．2009 年の Abe らの報告でも CAG を受けた 1,157 例において，検査後 5 日以内の CIN 発症率は 4.0% であった．また CIN 発症のリスクファクターは SCr 値が 1.2 mg/dL 以上，200 mL 以上の造影剤使用であった[5]．これらの報告では SCr 値≧0.5 mg/dL 上昇を CIN と定義している．近年，心臓カテーテル検査を受けた 907 例について CIN の発症率を調べたわが国の前向き多施設研究である CINC-J study では，CIN の発症頻度（造影剤投与後 48～72 時間以内の SCr 値が 0.5 mg/dL か 25% 以上上昇したもの）は，腎機能別に調べてみると eGFR≧60 mL/min/1.73 m²（Normal），45≦eGFR＜60 mL/min/1.73 m²（Mild），30≦eGFR＜45 mL/min/1.73 m²（Moderate），eGFR＜30 mL/min/1.73 m²（Severe）各群でそれぞれ 4.1%，2.6%，4.2%，13.1% であった．腎機能が正常な場合にも CIN が発症しているが，eGFR が低下するに従って発症率が増加し，また蛋白尿陽性は CIN の独立したリスクファクターであった[6]（図 1）．

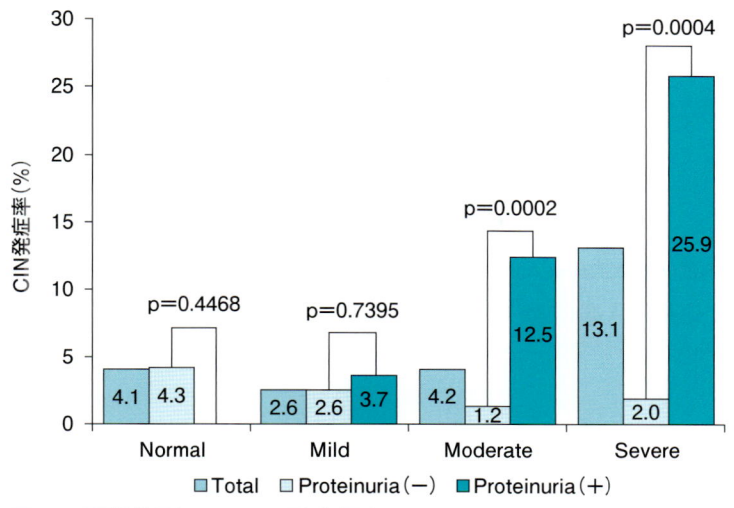

図1　腎機能別の CIN の発症頻度

CAG を施行した後の CIN 発症のほとんどが CIN の高リスク患者（糖尿病，高齢，貧血，脱水，既存の腎障害，腎毒性物質の併用など）に発症している[7]．そのため腎機能が低下している CKD 患者では，CAG を行う際には腎機能悪化の可能性について説明を行い，輸液療法などの十分な予防策を講ずることを推奨する．検査後は腎機能を経時的にモニターする必要がある．

CQ⑤-2

CAG において造影剤の減量は CIN 発症のリスクを減少させるか？

▶ 回答

CAG において造影剤の減量は CIN 発症のリスクを減少させるため，造影剤投与量は必要最小限とすることを推奨する．

エビデンスレベルⅡ　推奨グレード A

背景

造影剤投与量が増加すると，CIN 発症リスクが高くなることが知られている．特に腎機能障害がある CKD 患者では，最大投与量を超えて造影剤を投与すると CIN の発症率が有意に高かったと報告されている．

解説　CQ⑤-2

造影剤投与量が増加すると CIN の発症リスクが高くなるため，造影検査ではすべての患者において不必要な造影剤の投与は避けるべきである．一般的に CAG では 50〜100 mL の造影剤を使用するが，CKD 患者では造影剤投与量を必要最小限にすることを推奨する．Cigarroa らは，最大造影剤用量＝5 mL/kg（最大 300 mL）/SCr（mg/dL）の式を提唱した．この報告では，CIN 発症率は最大造影剤投与量を超えた患者では 21％と，最大投与量以内の患者の発症率 2％より有意に高かった[8]．同様に Brown らは，冠動脈インターベンション（PCI）を施行した 10,065 例において，最大投与量を超えた群では超えない群と比較して AKI 発症率が有意に高いことを報告した[9]．最近になり，CCr や eGFR に基づいて造影剤最大投与量を設定する報告もある．

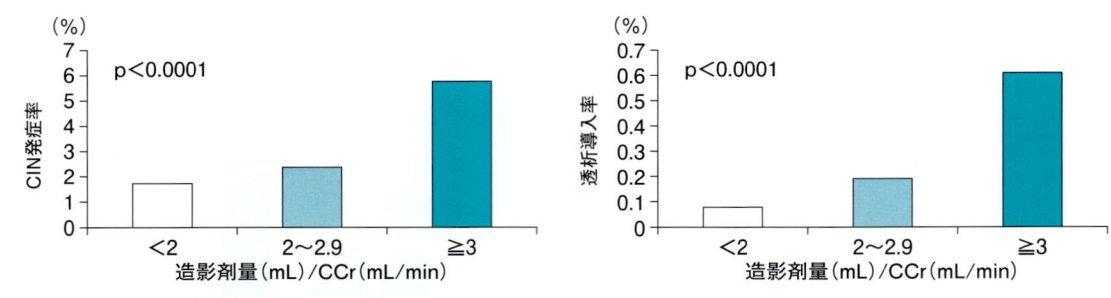

図2　CIN 発症率と透析導入率（文献 12）より引用)
CIN 発症率も透析導入率も，腎機能(CCr)に対する造影剤投与量の比が多くなるほど高くなり，特に 3 以上になると顕著に高まる．

Nyman ら[10]は，eGFR と造影剤投与量(gram-iodine)の比(gram-iodine/eGFR)が 1 未満(CQ⑥-3 参照)，Laskey ら[11]は，造影剤最大投与量を造影剤投与量/CCr が 3.7 未満とすることを提唱している．造影剤投与量/CCr はより低くすべきとの報告もある．Gurm らは，PCI を施行された 58,957 例において造影剤量/CCr が，2 を超えると CIN の発症，透析の必要(NRD)が有意に増加し〔adjusted OR for CIN 1.16，95%CI 0.98〜1.37，adjusted OR for NRD 1.72，95%CI 0.9〜3.27〕，3 を超えると CIN(OR 1.46，95%CI 1.27〜1.66)と透析治療(OR 1.89，95%CI 1.21〜2.94)のリスクが急激に高まると報告した(図2)[12]．このように，腎機能が低下した CKD 患者では，CAG や PCI 施行時には造影剤投与量(CQ⑥-3 参照)を必要最小限とすることを推奨する[1]．

CQ⑤-3

CAG の短期間反復検査は CIN 発症のリスクを増加させるか？

▶ 回答

CAG の反復検査により CIN 発症のリスクが高くなる可能性があるため，CKD 患者(eGFR<60 mL/min/1.73 m²)に短期間(24〜48 時間)で反復検査を行うことは推奨しない．

エビデンスレベルⅥ　推奨グレードC2

背景

PCI 後の再狭窄確認および残存病変に対する PCI 追加治療のため，わが国においては CAG の反復検査が行われることがある．

解説　CQ⑤-3

短期間(24〜48 時間)に造影 CT 検査を反復すると，CIN 発症のリスクが増加するとする報告もあり，CKD 患者では短期間(24〜48 時間)で CAG を反復することは推奨しない(CQ⑥-5 参照)．1 年以内に行われる CAG の反復検査と CIN 発症のリスクについて調べた研究はみられない．

CKD 患者では PCI による CIN の発症のリスクが増加するか？

▶ 回答

CKD 患者（eGFR＜60 mL/min/1.73 m^2）では PCI による造影剤使用により CIN の発症リスクが増加する．しかしながら，PCI の治療自体が CKD の予後を悪化させるというエビデンスはない．

エビデンスレベル I　**推奨グレード A**

背景

狭心症および急性心筋梗塞に対する血行再建として，PCI は確立された治療法であり，近年，その数は増加傾向にある．PCI における造影剤投与量は，冠動脈病変の数や形態にもよるが，おおむね 100〜200 mL と CAG 単独の場合よりも増加する．慢性完全閉塞病変では造影剤投与量が 300 mL を超える場合もある．それゆえ，CKD 患者における PCI 後の CIN 発症に注意が必要である．

解説　CQ⑤-4

2000 年の Gruberg らの報告では，SCr 値が 1.8 mg/dL 以上で PCI が施行された 439 例のうち 161 例（36.7％）に CIN が発症し，31 例（7.1％）では透析治療を要した．左室駆出率（LVEF）と造影剤投与量が腎機能悪化の独立したリスクファクターであり，腎機能が悪化した患者の院内死亡率は 14％であった[13]．一方で Marenzi らの報告では，PCI を施行された 208 例中 40 例（19.2％）に CIN が発症したが，CIN は eGFR≧60 mL/min/1.73 m^{2}では 21 例（13％），eGFR＜60 mL/min/1.73 m^{2}では，19 例（40％）であった．CIN のリスクファクターは，75 歳以上の高齢者，前壁梗塞，再疎通時間が 6 時間以上，造影剤 300 mL 以上，IABP の使用などが CIN のリスクファクターであり，CKD は有意なリスクではなかった[14]．2005 年の Dangas らの報告では，PCI を施行された 7,230 例において，GFR＜60 mL/min/1.73 m^{2}の 1,980 例中 381 例（19.2％），GFR≧60 mL/min/1.73 m^{2}の 5,250 例中 688 例（13.1％）に CIN が発症した[15]とされ，CKD 患者でも CIN リスクは高くなかった．

近年，海外において大規模なコホート研究が報告されている．2013 年に報告された Blue Cross Blue Shield of Michigan Cardiovascular Consortium 研究では，PCI を受けた 48,001 例中，1,234 例（2.57％）に CIN が発症し（SCr≧0.5 mg/dL 上昇），169 例（0.35％）が新規透析導入となった[16]．また，2014 年に報告された National Cardiovascular Data Registry Cath-PCI registry 研究では，PCI を受けた 985,737 例中，69,658 例（7.1％）に CIN が発症し（SCr≧0.3 mg/dL 上昇か 50％以上の SCr 上昇），3,005 例（0.3％）が新規透析導入となった[17]．腎機能別に調べてみると，eGFR≧60 mL/min/1.73 m^2，45≦eGFR＜60 mL/min/1.73 m^2，30≦eGFR＜45 mL/min/1.73 m^2，eGFR＜30 mL/min/1.73 m^{2}各群での CIN の発症率はそれぞれ 5.2％，8.0％，12.9％，26.6％であった．2014 年に報告されたわが国における CREDO-Kyoto registry では，PCI を受けた 4,371 例中 5％に CIN が発症し（SCr≧0.5 mg/dL の増加），CKD 患者の CIN 発症は 11％と CKD のない患者の 2％と比較して有意に高かった[18]．2013 年に報告された CIN のリスク予測モデルを検討したシステマティックレビューでは，72,214 例中 3,062 例（4.2％）が CIN を発症した[19]．また，CIN のリスクファクターは CKD，年齢，糖尿病，心不全，低心機能，低

血圧，ショックであった．

2010 年に発表された Chong らの報告では，不安定狭心症（UAP）や急性心筋梗塞に対する緊急 PCI における CIN の発症頻度は，eGFR≧60 mL/min/1.73 m^{2}では ST 上昇型心筋梗塞（STEMI）8.2％，UAP/non-STEMI 9.2％，安定狭心症（stable AP）4.3％（p＜0.0005），eGFR が 30～60 mL/min/1.73 m^{2}では，19.1％，4.5％，2.4％（p＜0.005）と，安定した狭心症に対する待機的 PCI に比べて有意に高かった．また，eGFR＜30 mL/min/1.73 m^{2}では 34.4％，40.0％，25.9％（p＝0.510）と，緊急 PCI にかかわらず CIN の発症頻度はどの群においても高値であった[20]．2014 年わが国における Abe らの報告でも CIN の発症頻度は，STEMI 16.1％，UAP/non-STEMI 10.7％と SAP 4.24％に比べて有意に高かった[21]．多変量解析では，緊急 PCI，左室駆出率＜40％，貧血が CIN の独立したリスクファクターであった．2015 年に報告された急性冠症候群（ACS）に対し PCI が実施された 9,512 例を対象に CIN と心血管イベント発生について調査した研究では，CIN の発症率は 12.7％であり，CIN 発症の予測因子は，CKD，糖尿病，造影量，年齢，左室機能，貧血などであった[22]．以上より，急性心筋梗塞に対する緊急 PCI においては，安定した狭心症に対する待機的な PCI に比較して，心筋梗塞による心機能低下，血行動態の不安定，造影剤量の増加などによって，CIN の発症頻度や院内死亡率が高くなる可能性があり[23]，PCI の治療自体が CKD の予後を悪化させるというエビデンスはない．また，造影剤の使用量が多ければ CIN の発症が増加するため，最大造影剤量を超える造影剤使用量では，それ未満の場合と比べて CIN が生じやすいことが報告されている（CQ⑥-3 参照）．冠動脈疾患で PCI の適応がある場合は，腎機能悪化のリスクがあることに関し十分に説明し，輸液療法などによる予防処置を行い，繰り返しとなるが造影剤使用量を極力少なくすることを推奨する[23]．

CQ⑤-5

CIN とコレステロール塞栓症による腎機能低下はどのように鑑別できるか？

CIN とコレステロール塞栓症による腎機能低下は，症状と検査所見により通常は鑑別可能であるが，時に鑑別が困難な場合もある．

エビデンスレベルⅣb ｜ **推奨グレード　該当せず**

背　景

コレステロール塞栓症は，大動脈および大血管の動脈硬化性プラークの破綻によりコレステロール結晶が飛散し，その部位より末梢の直径 150～200 μm の小動脈を閉塞し，多臓器障害をきたす疾患である．カテーテル操作を伴う造影検査時に起こりやすい．コレステロール塞栓による腎障害は，コレステロール結晶が腎小動脈に微小塞栓を生じることで発生し，アレルギー反応が関与する．コレステロール塞栓症と CIN は鑑別が必要であるが，両者が複雑に関連し，またその他の腎障害機序が加わるなどすることで，鑑別を困難とする場合もある[24~32]．

解　説　CQ⑤-5

コレステロール塞栓症の原因の約 80％が医原性によるものであり，心血管手術や心臓などの血管内カテーテル検査が大部分を占める[26]．カテーテル検査後のコレステロール塞栓症の発症頻度は 1.4％で，腎機能障害をきたした頻度は 0.9％という報告がある[25]．腎障害の経過も 1 週間以内に発症する急性型，数週から数か月間にかけて進行する亜急性型，慢性の緩徐な経過で

進行する慢性型などさまざまである[32]. 予後は不良で1年死亡率は約60〜80%という報告もあるが, 集学的治療により13%まで改善されるとした報告もある[32]. 腎機能障害が生じた場合には30〜60%程度が透析を要し, このうち透析を離脱できるのは20〜40%程度と報告されている[32]. したがって, カテーテル検査後に発症する腎機能障害に対してCINとコレステロール塞栓症との鑑別が必要であり, コレステロール塞栓症を発症した場合には適切な治療が必要である.

CINとの鑑別のポイントを示す. コレステロール塞栓症では,

①カテーテル検査後, 数日〜数週間後と遷延性に, かつ進行性に腎機能が低下する.

②腎障害は一般的に不可逆的で, 進行性の経過をたどる症例も存在する.

③腎機能障害だけではなく多臓器障害をきたす.

④全身の塞栓症状として, 下肢の網状皮斑, チアノーゼあるいはblue toeなどの皮膚症状を認める.

⑤発熱, 関節痛, 全身倦怠感, 好酸球増多, CRP上昇, 血清補体の低下や血沈亢進など, 血管炎類似所見を認めることもある.

⑥確定診断には皮膚および腎生検などによる病理診断が必要である.

また, 最近では経大腿動脈アプローチでのCAG, PCIは経橈骨動脈と比較しAKIの発症頻度が高いという報告がある[33〜35]. この理由の一つとして経橈骨動脈アプローチに比べ経大腿動脈アプローチはカテーテルが腹部大動脈および下行大動脈を通過するため, カテーテルの刺激によって同部位のプラークが飛散しコレステロール塞栓による腎障害を惹起しやすいと考察している. したがって, 全身に動脈硬化性疾患が存在する場合にはコレステロール塞栓症の発症に注意を要し, 経食道心エコーもしくはCT, MRIなどで大動脈にプラークの多い症例に対しては上肢からのアプローチを検討する必要がある.

CQ⑤-6

CINの発症は心血管イベントを増加させるか？

▶ 回答

CINを発症した患者の心血管イベント発生率は高い.

エビデンスレベルⅣa　推奨グレード　該当せず

背景

腎機能低下は心血管イベントのリスクファクターであるが, CIN患者のSCr上昇の多くは一過性であり, 腎機能障害は通常回復することが知られている[36]. 造影剤を用いた侵襲的カテーテル手技の多くは心血管疾患を対象に行われるため, CINと心血管イベントの関連について知ることは長期フォローアップを行ううえで重要である.

解説　CQ⑤-6

CINと心血管イベントの関連を調査した報告はいくつかあり, いずれもCINの発症はその後の心血管イベント発生に関連があるとしている[37〜45].

Jamesらは CAGが実施された患者でCINとその後の臨床転帰の関連について報告した論文についてメタ解析とシステマティックレビューを行っており, CIN発症は総死亡および心血管

イベント発生に関連があったと報告している[37].

　ACS に対し PCI が実施された 9,512 例を対象に CIN と心血管イベント（総死亡，心筋梗塞，再血行再建，ステント血栓症）発生について調査した研究では，CIN は 12.7％に発生し，CIN を発症した患者の 1 年後心血管イベント発生率は CIN を発症しなかった患者と比較し有意に高く（22.0 vs. 15.4％，p＜0.0001），年齢，性別，糖尿病および CKD の有無などを調節した多変量解析で，CIN は心血管イベントの独立した予測因子であったと報告している[38].

　PCI が実施された 453,475 例を対象に PCI 後に発生した AKI と 1 年後心血管イベント（総死亡，心筋梗塞，退院後 1 年以内の入院を要する出血）について調査した大規模観察研究が報告されている．AKI の頻度は 8.8％であり，AKIN ステージ分類で AKIN stage 1 が 7.5％，AKIN stgae 2 以上が 1.2％であった．AKI を発症しなかった患者，AKIN stage 1 の患者，AKIN stage 2 以上の患者の 1 年後後心血管イベント発生率はそれぞれ 11.1％，24.0％，34.1％（p＜0.0001）であり AKI の重症度があがるにつれて心血管イベント発生率は上昇した．さらに，心血管イベントに影響を与える因子を調節した多変量解析で，AKI は心血管イベントの独立したリスクファクターであったと報告している[39].

　また，CIN 患者の SCr 上昇の多くは一過性であり，腎機能障害は通常回復することが知られている[36]．CAG が実施された eGFR 60 未満の CKD 患者 1,490 例を対象とし 5 年間の総死亡，透析，脳卒中，心筋梗塞の複合エンドポイントの発生率を調査した報告では，一過性の SCr 上昇を認めた CIN 患者 136 例および SCr 上昇が回復しなかった CIN 患者 31 例の CIN 発症率は CIN を認めなかった患者 1,310 例と比較し有意に高く，年齢，腎機能，心機能を調節した多変量解析においても両者は独立した予後予測因子であったと報告している[40].

　わが国の全国 27 施設で CAG が実施された 853 例を対象に CIN の発症頻度と心血管イベント（総死亡，心筋梗塞，脳卒中，心不全入院）について調査した造影剤腎症全国コホート研究（CINC-J study）では，CIN の発症頻度は 5.2％であり，CIN を発症した患者の心血管イベント発生率（平均観察期間 477 日）は CIN を発症しなかった患者と比較して有意に高く（18 vs. 7.7％，p＝0.0451），CIN と貧血の合併は心血管イベントの独立した予測因子であったと報告している[41]．また，PCI/CABG が実施された患者のレジストリー研究である CREDO-Kyoto 試験では CIN と長期予後の関連を調査しており，対象となった 4,371 例における CIN の発症頻度は 5％であり，CIN は総死亡の独立した予測因子であったと報告している[42].

　以上より，CIN を発症することで心血管イベントの発生率は高くなるが，CIN がどのような生物学的機序で心血管イベントに影響を与えているかどうかは明らかにされていない．CIN のリスクファクターである年齢，糖尿病，腎機能低下，貧血，心不全などは心血管イベントのリスクファクターでもある．CIN を発症しやすい背景をもっていることで心血管イベントを発生しやすいのか，CIN 自体が心血管イベントを増加させる原因となっているのかは明らかでない.

CQ❺-7

CKD 患者では，経カテーテル的大動脈弁置換術（TAVR）により CIN・AKI 発症のリスクが増加するか？

▶ 回答

　CKD 患者において，TAVR の際に CIN 発症のリスクが増加したという報告は少ないが，AKI のリスクは増加する．GFR＜60 mL/min/1.73 m² の CKD 患者は TAVR による AKI 発症のリス

クが増加する可能性が高い.

エビデンスレベルⅣa	推奨レベル　該当せず
(Minds 2017)エビデンスレベルの強さ C	推奨の強さ　なし

背　景

　近年，大動脈弁狭窄症に対して，外科的大動脈弁置換術のリスクが高い患者に対して，経カテーテル的大動脈弁置換術(TAVR)が行われるようになった．TAVR は歴史が浅いこともあり，CIN 発症のリスクが増加したとする報告は極めて稀であるが，AKI 発症に関する検討が報告されるようになってきた．CKD 患者では，AKI の発症のリスクが増加し，予後にも関わる.

解　説　CQ⑤-7

　TAVR 治療を受けた CKD 患者では，CKD のない患者と比較して，治療後の予後が悪いということが，メタ解析でも明らかとなっている[46~48]．しかしながら，CIN 発症について検討した報告は極めて限られている.

　AKI としての報告も TAVR の歴史が浅いこともあり，多くはない．そもそも TAVR 研究における検討では，腎機能の悪化としての評価もさまざまであるが，eGFR による CKD 分類を用いた研究を参照とした.

　CKD ステージとして，分けられている研究をまとめたメタ解析[46]では，CKD ステージ 3〜5 の存在は，①AKI に発展したかという観察項目がある 6 研究[49~54]では，TAVR を行った CKD (GFR<60 mL/min/1.73 m^2)患者 2,212 例では，GFR≧60 mL/min/1.73 m^{2}である 1,725 例の患者と比較して，AKI 発症の有意な因子であった(HR1.42，95%CI 1.20〜1.68).

　②AKI ステージ 2，3 に発展したかという観察項目がある 7 研究[49~53,55]では，TAVR を行った CKD 患者(GFR<60 mL/min/1.73 m^2)2,522 例では，GFR≧60 mL/min/1.73 m^{2}である 1,874 例の患者と比較して，AKI 発症の有意な因子であった(HR1.60，95%CI 1.08〜2.36).

　FRANCE2 registry からの報告では，2,929 例の解析によって，TAVR 前の CKD ステージ (G1〜2，G3a，G3b，G4，G5)が進行しているほど，AKI のリスクが高い[56].

　また，TAVR を行って，AKI が発症した患者では予後が悪いことが報告されている．そのため，AKI を生じさせないことは肝要であると考えられる[57,58].

　しかしながら，大動脈弁狭窄症に対する外科的大動脈弁置換術と比較して，TAVR のほうが AKI になりにくいという報告もある[59].

　元々重症の大動脈弁狭窄症に行う処置であり，麻酔導入時・導入後にも血行動態の変動が生じやすいこととともに，特に TAVR においては，①径が大きく，可動性も乏しい器材を使用すること，②経大腿動脈アプローチでは 14〜18 Fr シースが挿入され，．TAVR 患者は大血管の石灰化や壁在プラーク，血栓などを有する患者が多く，大口径のデバイス挿入によりそれらへの干渉が生じうること，また出血の懸念もあること，③経心尖アプローチでは小切開といえども開胸となることにより，出血による貧血が生じやすいこと，などの要因から，AKI の発症に対して，造影剤以外の要因が影響を強く与える可能性もある．それらをデータの解釈に勘案する必要があるとともに，日常臨床の際に気をつけなければならない点であることを付記する．また，TAVR 自体の手技以外にも，術前評価として造影剤を要する CT がほぼ必須と考えられていることや，対象患者が高齢者であることなどに対しても，合わせてマネージメントを行うことが必要である.

文献

1) McCullough PA：Contrast-induced acute kidney injury. J Am Coll Cardiol 2008；51：1419-1428.〔Ⅰ〕

2) 白木克典，大谷速人，大野善太郎，竹内亮輔，平井希俊，村田耕一郎，嶋根　章，吹田浩之，小野寺知哉，滝澤明憲：当院における心臓カテーテル関連造影剤腎症について．Jpn Circ J 2001；65：750.〔Ⅳb〕

3) 藤崎毅一郎，中山　勝，吉光隆博，土井俊樹，田中理恵子，山田　明，小池清美，武田一人：当院における心臓カテーテル検査後の造影剤腎症の発生頻度．日腎会誌 2002；44：315.〔Ⅳb〕

4) Rihal CS, Textor SC, Grill DE, Berger PB, Ting HH, Best PJ, Singh M, Bell MR, Barsness GW, Mathew V, Garratt KN, Holmes DR Jr：Incidence and prognostic importance of acute renal failure after percutaneous coronary intervention. Circulation 2002；105：2259-2264.〔Ⅳb〕

5) Abe M, Kimura T, Morimoto T, Furukawa Y, Kita T：Incidence of and risk factors for contrast-induced nephropathy after cardiac catheterization in Japanese patients. Circ J 2009；73：1518-1522.〔Ⅳb〕

6) Saito Y, Watanabe M, Aonuma K, Hirayama A, Tamaki N, Tsutsui H, Murohara T, Ogawa H, Akasaka T, Yoshimura M, Sato A, Takayama T, Sakakibara M, Suzuki S, Ishigami K, Onoue K, CINC-J study investigators：Proteinuria and reduced estimated glomerular filtration rate are independent risk factors for contrast-induced nephropathy after cardiac catheterization. Circ J 2015；79：1624-1630.〔Ⅳa〕

7) Mehran R, Nikolsky E：Contrast-induced nephropathy：definition, epidemiology, and patients at risk. Kidney Int (Suppl) 2006；100：S11-S15.〔Ⅵ〕

8) Cigarroa RG, Lange RA, Williams RH, Hillis LD：Dosing of contrast material to prevent contrast nephropathy in patients with renal disease. Am J Med 1989；86：649-652.〔Ⅳb〕

9) Brown JR, Robb JF, Block CA, Schoolwerth AC, Kaplan AV, O'Connor GT, Solomon RJ, Malenka DJ：Does safe dosing of iodinated contrast prevent contrast-induced acute kidney injury? Circ Cardiovasc Interv 2010；3：346-350.〔Ⅱ〕

10) Nyman U, Bjork J, Aspelin P, Marenzi G：Contrast medium dose-to-GFR ratio：a measure of systemic exposure to predict contrast-induced nephropathy after percutaneous coronary intervention. Acta Radiol 2008；49：658-667.〔Ⅴ〕

11) Laskey WK, Jenkins C, Selzer F, Marroquin OC, Wilensky RL, Glaser R, Cohen HA, Holmes DR Jr, NHLBI Dynamic Registry Investigators：Volume-to-creatinine clearance ratio：a pharmacokinetically based risk factor for prediction of early creatinine increase after percutaneous coronary intervention. J Am Coll Cardiol 2007；50：584-590.〔Ⅳb〕

12) Gurm HS, Dixon SR, Smith DE, Share D, Lalonde T, Greenbaum A, Moscucci M, BMC2（Blue Cross Blue Shield of Michigan Cardiovascular Consortium)：Renal function-based contrast dosing to define safe limits of radiographic contrast media in patients undergoing percutaneous coronary interventions. J Am Coll Cardiol 2011；58：907-914.〔Ⅳb〕

13) Gruberg L, Mintz GS, Mehran R, Gangas G, Lansky AJ, Kent KM, Pichard AD, Satler LF, Leon MB：The prognostic implications of further renal function deterioration within 48h of interventional coronary procedures in patients with pre-existent chronic renal insufficiency. J Am Coll Cardiol 2000；36：1542-1548.〔Ⅳa〕

14) Marenzi G, Lauri G, Assanelli E, Campodonico J, De Metrio M, Marana I, Grazi M, Veglia F, Bartorelli AL：Contrast-induced nephropathy in patients undergoing primary angioplasty for acute myocardial infarction. J Am Coll Cardiol 2004；44：1780-1785.〔Ⅳa〕

15) Dangas G, Iakovou I, Nikolsky E, Aymong ED, Mintz GS, Kipshidze NN, Lansky AJ, Moussa I, Stone GW, Moses JW, Leon MB, Mehran R.：Contrast-induced nephropathy after percutaneous coronary interventions in relation to chronic kidney disease and hemodynamic variables. Am J Cardiol 2005；95：13-19.〔Ⅳb〕

16) Gurm HS, Seth M, Kooiman J, Share D：A novel tool for reliable and accurate prediction of renal complications in patients undergoing percutaneous coronary intervention. J Am Coll Cardiol 2013；61：2242-2248.〔Ⅳa〕

17) Tsai TT, Patel UD, Chang TI, Kennedy KF, Masoudi FA, Matheny ME, Kosiborod M, Amin AP, Messenger JC, Rumsfeld JS, Spertus JA：Contemporary incidence, predictors, and outcomes of acute kidney injury in patients undergoing percutaneous coronary interventions：insights from the NCDR Cath-PCI registry. JACC Cardiovasc Interv 2014；7：1-9.〔Ⅳa〕

18) Abe M, Morimoto T, Akao M, Furukawa Y, Nakagawa Y, Shizuta S, Ehara N, Taniguchi R, Doi T, Nishiyama K, Ozasa N, Saito N, Hoshino K, Mitsuoka H, Toma M, Tamura T, Haruna Y, Kita T, Kimura T：Relation of Contrast-Induced Nephropathy to Long-Term Mortality After Percutaneous Coronary Intervention. Am J Cardiol 2014；114：362-368〔Ⅳa〕

19) Silver SA：Risk prediction models for contrast induced nephropathy：systematic review. BMJ 2015 27；351：h4395. doi：10.1136/bmj.h4395. Review. Erratum in：BMJ. 2015；351：h5401. PubMed PMID：26316642；PubMed Central PMCID：PMC4784870.〔Ⅰ〕

20) Chong E, Poh KK, Liang S, Soon CY, Tan HC：Comparison of risks and clinical predictors of contrast-induced nephropathy in patients undergoing emergency versus nonemergency percutaneous coronary interventions. J Interv Cardiol 2010；23：451-459.〔Ⅳa〕

21) Abe D, Sato A, Hoshi T, Kakefuda Y, Watabe H, Ojima E, Hiraya D, Harunari T, Takeyasu N, Aonuma K：Clinical

predictors of contrast-induced acute kidney injury in patients undergoing emergent versus elective percutaneous coronary intervention. Circ J 2014；78：85-91.〔Ⅳa〕

22） Giacoppo D, Madhavan MV, Baber U, Warren J, Bansilal S, Witzenbichler B, Dangas GD, Kirtane AJ, Xu K, Kornowski R, Brener SJ, Généreux P, Stone GW, Mehran R：Impact of Contrast-Induced Acute Kidney Injury After Percutaneous Coronary Intervention on Short- and Long-Term Outcomes：Pooled Analysis From the HORIZONS-AMI and ACUITY Trials. Circ Cardiovasc Interv 2015；8(8)：e002475.〔Ⅰ〕

23） McCullough PA, Choi JP, Feghali GA, Schussler JM, Stoler RM, Vallabahn RC, Mehta A：Contrast-Induced Acute Kidney Injury. J Am Coll Cardiol 2016；68：1465-1473.〔Ⅰ〕

24） Machino-Ohtsuka T, Seo Y, Ishizu T, Sekiguchi Y, Sato A, Tada H, Watanabe S, Aonuma K：Combined assessment of carotid vulnerable plaque, renal insufficiency, eosinophilia, and hs-CRP for predicting risky aortic plaque of cholesterol crystal embolism. Circ J 2010；74：51-58.

25） Fukumoto Y, Tsutsui H, Tsuchihashi M, Masumoto A, Takeshita A, Cholesterol Embolism Study(CHEST)Investigators：The incidence and risk factors of cholesterol embolization syndrome, a complication of cardiac catheterization：a prospective study. J Am Coll Cardiol 2003；42：211-216.

26） Funabiki K, Masuoka H, Shimizu H, Emi Y, Mori T, Ito M, Nakano T：Cholesterol crystal embolization(CCE)after cardiac catheterization：a case report and a review of 36 cases in the Japanese literature. Jpn Heart J 2003；44：767-774.

27） Modi KS, Rao VK：Atheroembolic renal disease. J Am Soc Nephrol 2001；12：1781-1787.

28） Scolari F, Tardanico R, Zani R, Pola A, Viola BF, Movilli E, Maiorca R：Cholesterol crystal embolism：A recognizable cause of renal disease. Am J Kidney Dis 2000；36：1089-1109.

29） Belenfant X, Meyrier A, Jacquot C：Supportive treatment improves survival in multivisceral cholesterol crystal embolism. Am J Kidney Dis 1999；33：840-850.

30） Thadhani RI, Camargo CA Jr, Xavier RJ, Fang LS, Bazari H：Atheroembolic renal failure after invasive procedures. Natural history based on 52 histologically proven cases. Medicine 1995；74：350-358.

31） Fine MJ, Kapoor W, Falanga V：Cholesterol crystal embolization：a review of 221 cases in the English literature. Angiology 1987；38：769-784.

32） Scolari F, Ravani P：Atheroembolic renal disease. Lancet 2010；375：1650-1660.

33） Vuurmans T, Byrne J, Fretz E, Janssen C, Hilton JD, Klinke WP, Djurdjev O, Levin A：Chronic kidney injury in patients after cardiac catheterisation or percutaneous coronary intervention：a comparison of radial and femoral approaches(from the British Columbia Cardiac and Renal Registries). Heart 2010；96：1538-1542.

34） Kooiman J, Seth M, Dixon S, Wohns D, LaLonde T, Rao SV, Gurm HS：Risk of acute kidney injury after percutaneous coronary interventions using radial versus femoral vascular access：insights from the Blue Cross Blue Shield of Michigan Cardiovascular Consortium. Circ Cardiovasc Interv 2014；7：190-198.

35） Andò G, Cortese B, Russo F, Rothenbühler M, Frigoli E, Gargiulo G, Briguori C, Vranckx P, Leonardi S, Guiducci V, Belloni F, Ferrari F, de la Torre Hernandez JM, Curello S, Liistro F, Perkan A, De Servi S, Casu G, Dellavalle A, Fischetti D, Micari A, Loi B, Mangiacapra F, Russo N, Tarantino F, Saia F, Heg D, Windecker S, Jüni P, Valgimigli M, MATRIX Investigators：Acute Kidney Injury After Radial or Femoral Access for Invasive Acute Coronary Syndrome Management：AKI-MATRIX. J Am Coll Cardiol 2017；pii：S0735-1097(17)36897-3.

36） Barrett BJ, Parfrey PS：Clinical practice. Preventing nephropathy induced by contrast medium. N Engl J Med 2006；354：379-386.

37） James MT, Samuel SM, Manning MA, Tonelli M, Ghali WA, Faris P, Knudtson ML, Pannu N, Hemmelgarn BR：Contrast-induced acute kidney injury and risk of adverse clinical outcomes after coronary angiography：a systematic review and meta-analysis. Circ Cardiovasc Interv 2013；6：37-43.

38） Giacoppo D, Madhavan MV, Baber U, Warren J, Bansilal S, Witzenbichler B, Dangas GD, Kirtane AJ, Xu K, Kornowski R, Brener SJ, Généreux P, Stone GW, Mehran R：Impact of Contrast-Induced Acute Kidney Injury After Percutaneous Coronary Intervention on Short- and Long-Term Outcomes：Pooled Analysis From the HORIZONS-AMI and ACUITY Trials. Circ Cardiovasc Interv 2015；8：e002475.

39） Valle JA, McCoy LA, Maddox TM, Rumsfeld JS, Ho PM, Casserly IP, Nallamothu BK, Roe MT, Tsai TT, Messenger JC：Longitudinal Risk of Adverse Events in Patients With Acute Kidney Injury After Percutaneous Coronary Intervention：Insights From the National Cardiovascular Data Registry. Circ Cardiovasc Interv 2017；10. pii：e004439.

40） Maioli M, Toso A, Leoncini M, Gallopin M, Musilli N, Bellandi F：Persistent renal damage after contrast-induced acute kidney injury：incidence, evolution, risk factors, and prognosis. Circulation 2012；125：3099-3107.

41） Sato A, Aonuma K, Watanabe M, Hirayama A, Tamaki N, Tsutsui H, Toyoaki M, Ogawa H, Akasaka T, Yoshimura M, Takayama T, Sakakibara M, Suzuki S, Ishigami K, Onoue K, Saito Y, CINC-J study investigators：Association of contrast-induced nephropathy with risk of adverse clinical outcomes in patients with cardiac catheterization：From the CINC-J study. Int J Cardiol 2017；227：424-429.

42） Abe M, Morimoto T, Akao M, Furukawa Y, Nakagawa Y, Shizuta S, Ehara N：Taniguchi R, Doi T, Nishiyama K, Ozasa N, Saito N, Hoshino K, Mitsuoka H, Toma M, Tamura T, Haruna Y, Kita T, Kimura T：Relation of Contrast-Induced Nephropathy to Long-Term Mortality After Percutaneous Coronary Intervention. Am J Cardiol 2014；

114：362-368.

43）Kim JH, Yang JH, Choi SH, Song YB, Hahn JY, Choi JH, Lee SH, Gwon HC：Predictors of outcomes of contrast-induced acute kidney injury after percutaneous coronary intervention in patients with chronic kidney disease. Am J Cardiol 2014；114：1830-1835.

44）Watabe H, Sato A, Hoshi T, Takeyasu N, Abe D, Akiyama D, Kakefuda Y, Nishina H, Noguchi Y, Aonuma K：Association of contrast-induced acute kidney injury with long-term cardiovascular events in acute coronary syndrome patients with chronic kidney disease undergoing emergent percutaneous coronary intervention. Int J Cardiol 2014；174：57-63.

45）Neyra JA, Shah S, Mooney R, Jacobsen G, Yee J, Novak JE：Contrast-induced acute kidney injury following coronary angiography：a cohort study of hospitalized patients with or without chronic kidney disease. Nephrol Dial Transplant 2013；28：1463-1471.

46）Gargiulo G, Capodanno D, Sannino A, Perrino C, Capranzano P, Stabile E, Trimarco B, Tamburino C, Esposito G：Moderate and severe preoperative chronic kidney disease worsen clinical outcomes after transcatheter aortic valve implantation：meta-analysis of 4992 patients. Circ Cardiovasc Interv 2015；8：e002220.

47）Chen C, Zhao ZG, Liao YB, Peng Y, Meng QT, Chai H, Li Q, Luo XL, Liu W, Zhang C, Chen M, Huang DJ：Impact of renal dysfunction on mid-term outcome after transcatheter aortic valve implantation：a systematic review and meta-analysis. PLoS One. 2015；10：e0119817.

48）Barbanti M, Gargiulo G, Tamburino C：Renal dysfunction and transcatheter aortic valve implantation outcomes. Expert Rev Cardiovasc Ther 2016；14：1315-1323.

49）Allende R, Webb JG, Munoz-Garcia AJ, de Jaegere P, Tamburino C, Dager AE, Cheema A, Serra V, Amat-Santos I, Velianou JL, Barbanti M, Dvir D, Alonso-Briales JH, Nuis RJ, Faqiri E, Imme S, Benitez LM, Cucalon AM, Al Lawati H, Garcia Del Blanco B, Lopez J, Natarajan MK, Delarochelliere R, Urena M, Ribeiro HB, Dumont E, Nombela-Franco L, Rodes-Cabau J：Advanced chronic kidney disease in patients undergoing transcatheter aortic valve implantation：Insights on clinical outcomes and prognostic markers from a large cohort of patients. Eur Heart J 2014；35：2685-2696.

50）D'Ascenzo F, Moretti C, Salizzoni S, Bollati M, D'Amico M, Ballocca F, Giordana F, Barbanti M, Ussia GP, Brambilla N, Bedogni F, Biondi Zoccai G, Tamburino C, Gaita F, Sheiban I：30 days and midterm outcomes of patients undergoing percutaneous replacement of aortic valve according to their renal function：A multicenter study. Int J Cardiol 2013；167：1514-1518.

51）Dumonteil N, van der Boon RM, Tchetche D, Chieffo A, Van Mieghem NM, Marcheix B, Buchanan GL, Vahdat O, Serruys PW, Fajadet J, Colombo A, de Jaegere PP, Carrie D：Impact of preoperative chronic kidney disease on short- and long-term outcomes after transcatheter aortic valve implantation：A pooled-rotterdam-milano-toulouse in collaboration plus（pragmatic-plus）initiative substudy. Am Heart J 2013；165：752-760.

52）Goebel N, Baumbach H, Ahad S, Voehringer M, Hill S, Albert M, Franke UF：Transcatheter aortic valve replacement：Does kidney function affect outcome? Ann Thorac Surg 2013；96：507-512.

53）Nuis RJ, Van Mieghem NM, Tzikas A, Piazza N, Otten AM, Cheng J, van Domburg RT, Betjes M, Serruys PW, de Jaegere PP：Frequency, determinants, and prognostic effects of acute kidney injury and red blood cell transfusion in patients undergoing transcatheter aortic valve implantation. Catheter Cardiovasc Interv 2011；77：881-889.

54）Wessely M, Rau S, Lange P, Kehl K, Renz V, Schonermarck U, Steinbeck G, Fischereder M, Boekstegers P：Chronic kidney disease is not associated with a higher risk for mortality or acute kidney injury in transcatheter aortic valve implantation. Nephrol Dial Transpl 2012；27：3502-3508.

55）Yamamoto M, Hayashida K, Mouillet G, Hovasse T, Chevalier B, Oguri A, Watanabe Y, Dubois-Rande JL, Morice MC, Lefevre T, Teiger E：Prognostic value of chronic kidney disease after transcatheter aortic valve implantation. J Am Coll Cardiol 2013；62：869-877.

56）Oguri A, Yamamoto M, Mouillet G, Gilard M, Laskar M, Eltchaninoff H, Fajadet J, Iung B, Donzeau-Gouge P, Leprince P, Leguerrier A, Prat A, Lievre M, Chevreul K, Dubois-Rande JL, Teiger E；FRANCE 2 Registry investigators：Impact of chronic kidney disease on the outcomes of transcatheter aortic valve implantation：results from the FRANCE 2 registry. EuroIntervention 2015；10：e1-9.

57）Barbanti M, Latib A, Sgroi C, Fiorina C, De Carlo M, Bedogni F, De Marco F, Ettori F, Petronio AS, Colombo A, Testa L, Klugmann S, Poli A, Maffeo D, Maisano F, Aruta P, Gulino S, Giarratana A, Patanè M, Cannata S, Immè S, Mangoni L, Rossi A, Tamburino C：Acute kidney injury after transcatheter aortic valve implantation with self-expanding CoreValve prosthesis：results from a large multicentre Italian research project. EuroIntervention 2014；10：133-140.

58）Aalaei-Andabili SH, Pourafshar N, Bavry AA, Klodell CT, Anderson RD, Karimi A, Petersen JW, Beaver TM：Acute kidney injury after transcatheter aortic valve replacement. J Card Surg 2016；31：416-422.

59）Bagur R, Webb JG, Nietlispach F, Dumont E, De Larochellière R, Doyle D, Masson JB, Gutiérrez MJ, Clavel MA, Bertrand OF, Pibarot P, Rodés-Cabau J：Acute kidney injury following transcatheter aortic valve implantation：predictive factors, prognostic value, and comparison with surgical aortic valve replacement. Eur Heart J 2010；31：865-874.

5章 アブストラクトテーブル

文献番号	論文著者/研究デザイン	対象・対照	検査法/評価時期・方法	結　果
1	McCullough PA：J Am Coll Cardiol 2008；51：1419-1428. システマティックレビュー〔Ⅰ〕			対照群：eGFR 別のアルゴリズムを作成 eGFR<60 mL/min/1.73 m²は CI-AKI のリスクマーカー．多くのリスクファクターは相加的に作用する．リスクスコアの使用を推奨 備考：アルゴリズム，リスクスコア
2	白木克典，他：Jpn Circ J 2001；65：750. レトロスペクティブ〔Ⅳb〕	対象：1,920 例	検査：CAG 評価時期：3 日 評価方法：SCr≧0.5 mg/dL 上昇	対象群：61 例（3.2%）に CIN を発症し，透析導入となったものは 1 例（0.05%）であった．
3	藤崎毅一郎，他：日腎会誌 2002；44：315. レトロスペクティブ〔Ⅳb〕	対象：267 例	検査：CAG 評価時期：3 日 評価方法：SCr≧0.5 mg/dL 上昇	対象群：267 例中 12 例（4.5%）に CIN が発症し，2 例（0.7%）において透析導入となった．
4	Rihal CS, et al：Circulation 2002；105：2259-2264. レトロスペクティブ〔Ⅳb〕	対象：7,586 例	検査：PCI 評価時期：3 日 評価方法：SCr≧0.5 mg/dL 上昇	対象群：254（3.3%）experienced ARF baseline Cr<2.0 では，DM は non-DM に比較して ARF リスクが高かった． 対照群：1- and 5-year の死亡率は ARF 群で 12.1%，44.6%，non-ARF 群で 3.7% and 14.5%であった．
5	Abe M, et al：Circ J 2009；73：1518-1522. レトロスペクティブ〔Ⅳb〕	対象：1,157 例 対照：高浸透圧造影剤	検査：CAG 評価時期：5 日以内 評価方法：SCr≧0.5 mg/dL, relative≧25%, and either absolute or relative 上昇	CIN 発現率　SCr≧0.5 mg/dL 4% relative≧25%，13.8%　either absolute or relative 13.9% 統計的な有意差の有無：SCr 値が 1.2 mg/dL 以上，200 mL 以上の造影剤使用が CIN の独立したリスクファクターであった
6	Saito Y, et al：Circ J 2015；79：1624-1630. エビデンスレベル：Ⅳa	対象：心臓カテーテル検査を受けた 907 例	検査：CAG，PCI 評価時期：48〜72 時間以内 評価方法：25%あるいは 0.5 mg/dL の Cr 上昇	CIN の発生率：5.2% CIN の発症率：eGFR≧60，45≦eGFR<60，30≦eGFR<45，eGFR<30 各群でそれぞれ 4.1%，2.6%，4.2%，13.1% 蛋白尿陽性は CIN の独立したリスクファクター
7	Mehran R, et al：Kidney Int 2006；69：S11-S15. システマティックレビュー〔Ⅰ〕			対象群：CIN リスクファクターを記述 CIN のリスクスコアを記述 対照群：リスクファクターとして腎障害，糖尿病，高齢，貧血，造影剤の量などがあげられる．これらの殷賑は CIN 発症について相乗的である低血圧，IABP，うっ血性心不全，75 歳以上，貧血，糖尿病，造影剤量，SCr または eGFR からなるリスクスコアは有用である．

文献番号	論文著者/研究デザイン	対象・対照	検査法/評価時期・方法	結　果
8	Cigarroa RG, et al：Am J Med 1989；86：649-652. エビデンスレベル：Ⅳb	対象：最大用量以内，86例 対照：最大用量以上，29例	検査：心臓カテーテル SCr≧1.8 mg/dL 最大造影剤使用量＝5 mL/kg/SCr（mg/dL） 評価時期：5日 評価方法：SCr≧1.0 mg/dL 上昇	対象群：2（2%） 対照群：6（21%） 統計的な有意差の有無：p＜0.001
9	Brown JR, et al：Circ Cardiovasc Interv 2010 3：346-350. エビデンスレベル：Ⅱ	対象：9,910例 最大用量以内 7,952例 最大用量以上 1,958例	検査：PCI 最大造影剤使用量＝5 mL/kg/SCr（mg/dL）（最大 300 mL） 評価時期：24時間以内 評価方法：SCr≧0.3 mg/dL または 50%上昇 HD	20%の患者で最大使用量（MACD）を超えていた．＞MACD（1.0～1.5，1.5～2.0，＞2.0）OR 1.60，95%CI 1.29～4.48，OR 2.02，95%CI 1.45～2.81，OR 2.94，95%CI 1.93～4.48 統計的な有意差の有無：MACD を超えると造影剤量は CI-AKI のリスクとなる．
10	Nyman U, et al：Acta Radiol 2008；49：658-667. エビデンスレベル：Ⅴ	対象：STEMI 391例	検査：PCI Iopentol 評価時期：3日 評価方法：SCr≧0.5 mg/dL 上昇または乏尿/無尿	対象群：CIN 発現率 g-I/eGFR ratio＜1：3% 対照群：CIN 発現率 g-I/eGFR ratio≧1：25% 統計的な有意差の有無：CIN の独立予測因子は CM dose，eGFR，LVEF，心原性ショックであった（ROC area 0.87）．
11	Laskey WK, et al：J Am Coll Cardiol 2007；50：584-590. エビデンスレベル：Ⅳb	対象：3,179例	検査：PCI 評価時期：24～48時間 評価方法：SCr≧0.5 mg/dL 上昇	CIN 発現率 1.5% 造影剤量/CCr が，3.7を超えると（OR 3.84，95%CI 2.0 to 7.3，p＜0.001）有意に CIN 発現が増加した．
12	Gurm HS, et al：J Am Coll Cardiol 2011；58：907-914. エビデンスレベル：Ⅳb	対象：58,957例	検査：PCI 評価時期：7日以内 評価方法：SCr≧0.5 mg/dL 上昇または透析	造影剤量/CCr が，2を超えると OR CIN は OR 1.16，95%CI 0.98～1.37，透析は OR 1.72，95% CI 0.9～3.27，3を超えると CIN は OR 1.46，95% CI 1.27～1.66，透析は OR 1.89，95% CI 1.21～2.94
13	Gruberg L, et al：J Am Coll Cardiol 2000；36：1542-1548. コホート研究〔Ⅳa〕	対象：SCr≧1.8 mg/dL HD を除く 439例	検査：PCI ioxaglate 261±148 mL，214±98 mL 評価時期：48時間以内 評価方法：SCr25%以上上昇，HD 導入	SCr 上昇 161例，SCr 非上昇 278例 対象群：SCr 上昇院内死亡率 14.9%，1年累積死亡率 37.7%，SCr 非上昇院内死亡率 4.9%，1年累積死亡率 19.4% 統計的な有意差の有無：p＝0.001，p＝0.001，死亡 OR 3.86，95%CI 1.96～7.582
14	Marenzi G, et al：J Am Coll Cardiol 2004；44：1780-1785. コホート研究〔Ⅳa〕	対象：208例 HD を除く	検査：PCI 378±200 mL 評価時期：術後 3日 評価方法：SCr＞0.5 mg/dL	CIN 40例，非 CIN 168例 対象群：院内死亡率 CIN 群 31%，非 CIN 群 0.6% 統計的な有意差の有無：p＜0.001

文献番号	論文著者/研究デザイン	対象・対照	検査法/評価時期・方法	結　果
15	Dangas G, et al：Am J Cardiol 2005；95：13-19. コホート研究〔Ⅳa〕	対象：48時間以内のST上昇型心筋梗塞・心原性ショック・透析を除く7,230例	検査：PCI 評価時期：48時間以内 評価方法：SCr≧25% and/or SCr>0.5 mg/dL	CIN 381例，非CIN 1,599例 対象：1年累積死亡率 　　　CKD例　22.6% 　　　非CKD例 8.0% 統計的な有意差の有無：p<0.001
16	Gurm HS, el al：J Am Coll Cardiol 2013；61：2242-2248. エビデンスレベル：Ⅳa	対象：PCIを受けた48,001例	検査：PCI 評価時期：7日以内 評価方法：SCr≧0.5 mg/dL 上昇	CINの発生率：2.59%(1,234例) 新規透析導入：0.35%(169例)
17	Tsai TT, at al：JACC Cardiovasc Interv 2014；7：1-9. エビデンスレベル：Ⅳa	対象：PCIを受けた985,737例	検査：PCI 評価時期：7日以内 評価方法：SCr≧0.3 mg/dL 上昇か50%以上のSCr上昇	CINの発生率：7.1%(69,658例) CINの発症率：eGFR≧60, 45≦eGFR<60, 30≦eGFR<45, eGFR<30各群でそれぞれ5.2%, 8.0%, 12.9%, 26.6% 新規透析導入：0.3%(3,005例)
18	Abe M, et al：Am J Cardiol 2014；114：362-368. エビデンスレベル：Ⅳa	対象：PCIを受けた4,371例	検査：PCI 評価時期：7日以内 評価方法：SCr≧0.5 mg/dL 上昇	CINの発生率：5% CINの発症率：eGFR≧60, eGFR<60, 各群でそれぞれ2%, 11%
19	Silver SA, et al：BMJ 2015；351：h4395. エビデンスレベル：Ⅰ	対象：CINのリスク予測モデルを検討したsystematic review 16研究，72,214例	検査：CAG, PCI 評価時期：48〜72時間以内 評価方法：25%あるいは0.5 mg/dLのCr上昇	CINの発症：4.0% CINのリスクファクター：CKD, 年齢, 糖尿病, 心不全, 低心機能, 低血圧, ショック
20	Chong E, et al：J Interv Cardiol 2010；23：451-459. コホート研究〔Ⅳb〕	対象：8,798例 対照：A：STEMI 　　　B：UA/NSTEMI 　　　C：Control	評価時期：48時間以内 評価方法：CIN発症率	GFR>60：8.2%, 9.2%, and 4.3% in group A, B, and C(p<0.0005). GFR=30〜60 were 19.1%, 4.5%, and 2.4%(p<0.0005) GFR<30 were 34.4%, 40.0%, and 25.9% (p=0.510)
21	Abe D, et al：Circ J 2014 78：85-91. エビデンスレベル：Ⅳa	対象：PCIを受けた1,954例	検査：PCI 評価時期：7日以内 評価方法：SCr 0.5 mg/dL and/or 25%上昇	CINの発症：STEMI 16.1%, UAP/NSTEMI 10.7%, SAP 4.24% 緊急PCI, 左室駆出率<40%, 貧血がCINの独立したリスクファクター
22	Giacoppo D, et al：Circ Cardiovasc Interv 2015；8：e002475 エビデンスレベル：Ⅰ	対象：ACSに対するPCIが実施された9,512例	検査：PCI 評価時期：3日以内 評価方法：SCr 0.5 mg/dL and/or 25%上昇	CINの発症：12.7% CIN発症の予測因子は, CKD, 糖尿病, 造影量, 年齢, 左室機能, 貧血などであった. 死亡率：30日(CIN 4.9% vs. 非CIN 0.7%；P<0.0001) 1年(CIN 9.8% vs. 非CIN 2.9%；p<0.0001)

文献番号	論文著者/研究デザイン	対象・対照	検査法/評価時期・方法	結　果
23	McCullough PA, et al：J Am Coll Cardiol 2016；68：1465-1473. エビデンスレベル：Ⅰ			AMI に対する緊急 PCI においては CIN の発症頻度や院内死亡率が高くなる. PCI 施行の際に，腎機能悪化のリスクがあること，輸液療法などによる予防処置を行い，造影剤使用量を極力少なくすることを推奨している.
24	Machino-Ohtsuka T, et al：Circ J 2010；74：51-58. エビデンスレベル：Ⅳb	対象：First study 10 例 Second study 102 例	評価時期：CCE 診断基準：末梢皮膚所見 2 週間後 Cr 1.3 mg/dL への増加（Cr＜0.8 mg/dL）＞50％の増加（0.9 mg/dL＞）好酸球増加＞400/μL	CCE 発症率 2/102 例（2％） 統計的な有意差の有無：動脈硬化数，hsCRP 上昇，腎機能障害，好酸球増加＞400/μL，頸動脈複雑病変が CCE の予測因子であった.
25	Fukumoto Y, et al：J Am Coll Cardiol 2003；42：211-216. エビデンスレベル：Ⅳb	対象：1,786 例	評価時期：CCE 診断基準：末梢皮膚所見 2 週間後 Cr 1.3 mg/dL への増加（Cr＜0.8 mg/dL）＞50％の増加（0.9 mg/dL＞）	CCE 発症率 25/1,786 例（1.4％） 病院内死亡率 16％　動脈硬化数，高血圧，喫煙，検査前 CRP 上昇が CCE 群で有意に多かった. 統計的な有意差の有無：検査前 CRP 上昇，CCE の予測因子であった.（OR 4.6, p＝0.01）
26	Funabiki K, et al：Jpn Heart J 2003；44：767-774. エビデンスレベル：Ⅳb	対象：36 例	評価時期：臨床的，組織的診断にて証明した CCE	死亡率：33.3％　透析を必要とした患者 50％，そのうち 23.8％が HD から離脱した. 統計的な有意差の有無：高齢，高血圧（44.4％），心筋梗塞，狭心症，脳血管障害，動脈瘤の既往で有意に多かった.
27	Modi KS, et al：J Am Soc Nephrol 2001；12：1781-1787. エビデンスレベル：Ⅳb			統計的な有意差の有無：Atheroembolic renal disease（AERD）と同義に使われている.　AERD の定義，頻度，診断，治療，予後について解説している.
28	Scolari F, et al：Am J Kidney Dis 2000；36：1089-1109. エビデンスレベル：Ⅳb			高齢（＞60 歳），高血圧 CAD，腎機能障害がみられる.　確定診断は生検が必要.
29	Belenfant X, et al：Am J Kidney Dis 1999；33：840-850. エビデンスレベル：Ⅳb	対象：67 例 Cr 6±2.5 mg/dL	評価時期：1985～1996 年	院内死亡率：16％，維持透析を必要とした患者 32％，1 年死亡率：87％，4 年生存率 52％
30	Thadhani RI, et al：Medicine 1995；74：350-358. エビデンスレベル：Ⅳb	対象：52 例		統計的な有意差の有無：高齢，高血圧（81％）CAD（73％），PAD（69％），Current smoking（50％）好酸球増加（14％）で有意に多かった.　HD を受けた患者はより腎機能が悪かった.

文献番号	論文著者/研究デザイン	対象・対照	検査法/評価時期・方法	結　果
31	Fine MJ, et al：Angiology 1987；38：769-784. エビデンスレベル：Ⅳb	対象：221 例	評価時期：生前診断 31%	死亡率 81% 統計的な有意差の有無：高齢（Mean 66 歳），高血圧（61%）CAD（44%），腎機能障害（34%），AAA（25%），皮膚症状（34%）好酸球増加（14%）で有意に多かった. HD を受けた患者はより腎機能が悪かった.
32	Scolari F, et al：Lancet 2010；375（9726）：1650-1660. レビュー		CCE の頻度，原因，診断，臨床経過，予後について概説	
33	Vuurmans T, et al：Heart 2010；96（19）：1538-1542. エビデンスレベル：Ⅳa コホート研究	対象：69,214 例 （Radial accsess 13,680 例，Femoral acess 54,144 例）	検査：PCI 評価時期：PCI 後 6 カ月以内 評価方法：透析，eGFR＜30 へ進行，腎臓内科への紹介	透析：Radial access（0.2%），Femoral accsess（0.4%），p＜0.0001 eGFR＜30 へ進行：Radial access（0.1%），Femoral accsess（0.4%），p＜0.0001 腎臓内科への紹介：Radial access（0.2%），Femoral accsess（1.2%），p＜0.0001
34	Kooiman J, et al：Circ Cardiovasc Interv 2014；7（2）：190-198. エビデンスレベル：Ⅳa コホート研究	対象：82,225 例 （Radial accsess 8,857 例，Femoral acess 8,857 例）propesity score matching	検査：PCI 評価時期：PCI 後 7 日以内 評価方法：SCr 25% or 0.5 mg/dL 以上増加	AKI の頻度：Radial access（1.4%），Femoral access（1.9%），OR 0.74，95%CI 0.58～0.96，p＝0.02
35	Andò G, et al：J Am Coll Cardiol 2017 pii：S0735-1097（17）36897-3. エビデンスレベル：Ⅱ RCT	対象：急性心筋梗塞 8,404 例（Radial accsess 4,109 例，Femoral acess 4,101 例）	検査：PCI 評価時期：入院期間内 評価方法：SCr 25% or 0.5 mg/dL 以上増加	AKI の頻度：Radial access（15.43%）Femoral access（17.36%）OR 0.87，95%CI 0.77～0.98，p＝0.018

5

経動脈的造影剤投与による検査・治療

5章　アブストラクトテーブル（CQ5-6）

文献番号	文献	エビデンスレベル	研究デザイン	P	I/E	C
36	Barrett BJ, et al：N Engl J Med 2006；354：379-386.		レビュー	造影剤腎症の診断，発症頻度，リスクファクター，予後，予防法について概説.		
37	James MT, et al：Circ Cardiovasc Interv 2013；6：37-43.	Ⅳa	メタ解析	34 文献，139,603 例	CIN	非 CIN
38	Giacoppo D, et al：Circ Cardiovasc Interv 2015；8：e002475.	Ⅳa	コホート研究	ACS に対して PCI が実施された 9,512 例	CIN；1,212 例	非 CIN；8,300 例
39	Valle JA, et al：Circ Cardiovasc Interv 2017；10. pii：e004439.	Ⅳa	コホート研究	PCI が実施された 453,475 例	AKI；39,850 例（AKIN stage 1；34,207，AKIN stage 2 以上；5,643 例）	非 AKI；413,625 例
40	Maioli M, et al：Circulation 2012；125：3099-3107.	Ⅳa	コホート研究	CAG が実施された CKD 患者 1,490 例	一過性 SCr 上昇（Transient CIN）；136 例，永続性 SCr 上昇（Persistent CIN）；31 例	非 CIN；1,310 例
41	Sato A, et al：Int J Cardiol 2017；227：424-429.	Ⅳa	コホート研究	CAG が実施された 853 例	CIN；44 例	非 CIN；809 例
42	Abe M, et al：Am J Cardiol 2014；114：362-368.	Ⅳa	コホート研究	PCI が実施された 4,371 例	CIN；237 例	非 CIN；4,134 例
43	Kim JH, et al：Am J Cardiol 2014；114：1830-1835.	Ⅳa	コホート研究	PCI が実施された CKD 患者 297 例	CIN；55 例	非 CIN；242 例
44	Watabe H, et al：Int J Cardiol 2014；174：57-63.	Ⅳa	コホート研究	PCI が実施された ACS 患者 1,059 例	①CKD 患者（CIN；66 例）②非 CKD 患者（CIN；98 例）	①CKD 患者（非 CIN；302 例）②非 CKD 患者（非 CIN；593 例）
45	Neyra JA, et al：Nephrol Dial Transplant 2013；28：1463-1471.	Ⅳa	コホート研究	CAG，PCI が実施された 1,160 例	①CKD 患者（CIN；86 例）②非 CKD 患者（CIN；130 例）	①CKD 患者（非 CIN；371 例）②非 CKD 患者（非 CIN；573 例）

O	コメント	CIN は心血管イベントを増加させるか
	CIN 患者の SCr 上昇の多くは一過性であり，造影剤投与 3 日目にピークに達し，約 10 日後に腎機能障害は通常回復する．	
①CIN の総死亡調整 HR 2.39，95%CI 1.98〜2.00，②CIN の心血管イベント HR 2.42，95%CI 1.62〜3.64，調整 HR 1.98，95%CI 1.52〜2.59	23 文献で死亡の調整 HR を計算 14 文献で心血管イベントの HR，8 文献で調整 HR を計算	増加させる
①1 年後死亡率；CIN(9.8%)，非 CIN(2.9%)，p<0.0001.②1 年後心血管イベント発症率；CIN(22.0%)，非 CIN(15.4%)，p<0.0001	CIN の定義：72 時間以内の SCr 25% or 0.5 mg/dL 以上増加．心血管イベント：総死亡，心筋梗塞，再血行再建，ステント血栓症	増加させる
1 年後心血管イベント発症率；非 AKI(11.1%)，AKIN stage 1(24.0%)，AKIN stage 2/3(34.1%)，p<0.0001	CIN の定義：AKIN 分類 心血管イベント：総死亡，心筋梗塞，退院後 1 年以内の入院を要する出血	増加させる
平均観察期間 3.8 年 Transient CIN の心血管イベント調整 HR 1.6，95%CI 1.1〜2.2，p=0.012 Persistent CIN の心血管調整イベント HR 2.5，95%CI 1.5〜4.2，p<0.0001	CIN の定義：72 時間以内の SCr 25% or 0.5 mg/dL 以上増加．心血管イベント：総死亡，透析，脳卒中，心筋梗塞．CIN は一過性 SCr 上昇であっても心血管イベントを増加させる．	増加させる
平均観察期間 477 日での心血管イベント発症率；CIN(18.0%)，非 CIN(7.7%)，p=0.0451	CIN の定義：48〜72 時間以内の SCr 25% or 0.5 mg/dL 以上増加．心血管イベント：総死亡，心不全入院，脳卒中，心筋梗塞．CIN と貧血の合併は心血管イベントの独立した予測因子(HR 3.97，95%CI 1.25〜10.6，p=0.0218)	増加させる
平均観察期間 42.3 カ月における総死亡の調整 HR 2.26，95%CI 1.69〜2.99，p<0.0001	CIN の定義：入院期間内の SCr 0.5 mg/dL 以上増加． CKD 患者では CIN は総死亡の独立した予測因子となったが，非 CKD 患者を対象にした場合，CIN は独立した予測因子とはならなかった．	増加させる
観察期間中央値 26 カ月における CIN の①総死亡調整 HR 3.04，95%CI 1.64〜5.62，p<0.001，②心臓死調整 HR 2.31，95%CI 1.02〜5.23，p=0.04，③心筋梗塞調整 HR 2.91，95%CI 1.05〜8.02，p=0.04，④再血行再建調整 HR 2.17，95%CI 0.40〜11.9，p=0.37	CIN の定義：72 時間以内の SCr 25% or 0.5 mg/dL 以上増加	増加させる
観察期間内における心血管イベント発症率； ①CKD 患者；CIN(34.8%)，非 CIN(11.2%)，p<0.001 ②非 CKD 患者；CIN(15.3%)，非 CIN(5.7%)，p<0.001	CIN の定義：1 週間以内の SCr 25% or SCr 0.5 mg/dL 以上増加．心血管イベント(総死亡，心臓死，うっ血性心不全，心筋梗塞，脳卒中)	増加させる
1）院内死亡率 ①CKD 患者；CIN(14.0%)，非 CIN(2.4%)，p<0.01 ②非 CKD 患者；CIN(4.6%)，非 CIN(0.5%)，p<0.01 2）長期死亡率 ①CKD 患者；CIN(30.4%)，非 CIN(17.1%)，p<0.015 ②非 CKD 患者；CIN(17.6%)，非 CIN(6.0%)，p<0.015	CIN の定義：72 時間以内の SCr 25% or 0.5 mg/dL 以上増加	増加させる

5章　アブストラクトテーブル（CQ5-7）

論文番号	論文著者/研究デザイン	文献タイトル	対象・対照	検査法/評価時期・方法	結　果
46	Gargiulo G, et al： Circ Cardiovasc Interv 2015；8：e002220. エビデンスレベル：Ⅳa	Moderate and severe preoperative chronic kidney disease worsen clinical outcomes after transcatheter aortic valve implantation：meta-analysis of 4,992 patients./術前に中等度・高度の腎障害は，TAVR 後の臨床転機を悪化させる：4,992 例のメタ解析	対象：2002 年 4 月から 2014 年 11 月までに発刊された論文（screening 200 論文，eligibility 43 論文，inclusion 9 論文）を対象とした meta analysis. 症例数は 77〜2,075 例．合計 4,992 例 うち AKI に発展したかという観察項目があるものが，6 研究（症例数　118〜2,075 例 合計 3,937 例） 検査，手技：TAVR	AKI の発症	TAVR を行った CKD（GFR＜60 mL/min/1.73 m^2）患者 2,212 例では，GFR≧60 mL/min/1.73 m^{2}である 1,725 例の患者と比較して，AKI 発症の有意な因子であった（HR1.42，95%CI 1.20〜1.68）.
			対象：2002 年 4 月から 2014 年 11 月までに発刊された論文（screening 200 論文，eligibility 43 論文，inclusion 9 論文）を対象とした meta analysis. 症例数は 77〜2,075 例．合計 4,992 例. うち AKI2/3 に発展したかという観察項目があるものが，6 研究（症例数　118〜2,075 例 合計 4,396 例） 検査，手技：TAVR	評価：AKI2/3 の発症	TAVR を行った CKD（GFR＜60 mL/min/1.73 m^2）患者 2,522 例では，GFR≧60 mL/min/1.73 m^{2}である 1,874 例の患者と比較して，AKI2/3 発症の有意な因子であった（HR1.60，95%CI 1.08〜2.36）.
56	Oguri A, et al： EuroIntervention2015；10：e1-9 エビデンスレベル：Ⅳa	Impact of chronic kidney disease on the outcomes of transcatheter aortic valve implantation：results from the FRANCE 2 registry./TAVR の転機における慢性腎臓病のインパクト：FRANCE 2 レジストリーの結果から	対象：2010 年 1 月から 2011 年 10 月まで FRANCE 2 registry に登録された 34 病院で集められた 3,195 例より，データー欠損などがある患者を除いた 2,929 例．腎機能ごとの内訳は，CKD 1〜2：1,386 例，CKD 3a：711 例，CKD 3b：547 例，CKD 4：189 例，CKD 5：96 例. 検査，手技：TAVR	評価：AKI2/3 の発症	AKI2/3 に発展した患者は，CKD 1〜2：19.6%，CKD 3a：25.9%，CKD 3b：30.0%，CKD 4：46.6%，（CKD 5：記載なし）であり，p＜0.001 と，手技前の CKD ステージが進行しているにつれて，AKI2/3 発症が多かった.

6 経静脈的造影剤投与による検査

CQ⑥-1

CKD 患者では造影 CT による CIN 発症のリスクが増加するか？

▶ 回答

eGFR が 30 mL/min/1.73 m^{2}以上の CKD 患者において，造影剤投与後に CIN を発症する可能性は低い．しかし eGFR が 30 mL/min/1.73 m^{2}以上であっても，CIN のリスク因子（第 3 章参照）を十分に評価することは大切である．一方，eGFR が 30 mL/min/1.73 m^{2}未満の CKD 患者に造影 CT を行う際は，必要に応じて CIN 発症のリスクなどを説明し，適切な予防策を講ずることを推奨する．

エビデンスレベルⅣa	推奨グレード B
(Minds 2017) エビデンスの強さ B	推奨の強さ 2

背景

近年，造影 CT のような経静脈的造影剤投与による CIN のリスクは，経動脈的投与と異なり，従来考えられていたよりも低いことが明らかになっている．

解説 CQ⑥-1

従来，造影 CT における CIN の頻度は平均で 6.4%（範囲は 0〜25%）と報告[1]されているが，造影剤投与群と造影剤非投与群を比較した研究は少なく，造影 CT による CIN 発症への影響は正確に評価されていなかった．背景として，造影剤が投与されていない患者でも，血清クレアチニン（SCr）の自然変動により CIN の診断基準を満たす症例が少なからず存在する事実がある[2]．

2012 年以降，後ろ向きながらも，厳密な統計学的手法を用いて造影剤非投与群をコントロールに設定し，CIN のリスク因子を解析した大規模研究が複数発表され，造影剤の経静脈的投与による CIN 発症のリスクは従来考えられていたよりも低いことが明らかになっている[3〜18]．

Murakami らは，造影 CT が実施された 938 例の CKD 患者と，造影剤投与のない 1,164 例の CKD 患者を比較し，造影剤非投与群と投与群の間で，腎機能にかかわらず CT 検査後の急性腎障害（AKI）の発生率は統計学的な有意差を認めなかったと報告している[3]．Davenport らは，CT 検査前の SCr の変動が小さい（0.3 mg/dL 未満）患者において，造影剤投与群 8,826 例，造影剤非投与群 8,826 例を傾向スコアマッチングにより解析し，eGFR 30 mL/min/1.73 m^{2}以上の患者では造影剤は CIN のリスク因子にならないが，eGFR 30 mL/min/1.73 m^{2}未満の患者ではリスク因子になると報告した（OR 2.96，95%CI 1.22〜7.17）[4]．これに対して，McDonald らは造影 CT が実施された 12,508 例の患者について，造影剤投与群と非投与群を傾向スコアマッチングにより解析し，eGFR 30 mL/min/1.73 m^{2}未満の高度腎機能低下群においても造影剤投与は CIN のリスク因子とならなかったと報告している（OR 0.97，95%CI 0.72〜1.30）[8]．いずれの報

告においても eGFR 30 mL/min/1.73 m²以上の患者では，造影 CT は CIN 発症のリスクとはならなかったが，eGFR 30 mL/min/1.73 m²未満においては Davenport らと McDonald らの結果に乖離がある．その原因として患者背景，傾向スコアモデル，患者選択基準の違いなどが指摘されている[19,20]．これらの批判を受けて，McDonald らは，厳密な患者選択基準を適応したうえで傾向スコアモデルを用いて 6,902 例の CKD 患者を対象に，再び解析を行っている．その結果，eGFR 30 mL/min/1.73 m²未満の患者においても，造影 CT は CIN（OR 1.02，95%CI 0.63〜1.41）だけでなく 30 日以内の透析導入（OR 2.33，95%CI 0.98〜3.68）および 30 日以内の死亡（OR 0.93，95%CI 0.57〜1.29）のリスクとならなかったと報告している[10]．その後も eGFR 30 mL/min/1.73 m²未満の患者においても，造影 CT は CIN のリスクとならないとする研究結果が複数，報告されている[14,15,17]．

　以上より，eGFR 30 mL/min/1.73 m²以上の患者においては，造影 CT が CIN のリスクとなる可能性は低いと考えられる．また，eGFR 30 mL/min/1.73 m²未満においても CIN のリスクとなる可能性は低いと推測されるが，限られた施設からの報告であり，エビデンスが十分とは言い難い．したがって，現時点では，eGFR 30 mL/min/1.73 m²未満の患者に対して造影 CT を行う際には，CIN 発症に関する十分な説明と適切な予防策を講じる必要がある．また，eGFR 30 mL/min/1.73 m²以上であっても，全身状態や eGFR 以外のリスク因子（第 3 章参照）を十分に評価し，必要に応じて CIN に関する予防策を講ずることも大切である．なお，eGFR 測定のタイミングについて ESUR は急性疾患患者や入院患者，CIN のハイリスク患者においては 7 日以内，それ以外の腎機能が安定している患者においては 3 カ月以内の eGFR 値を基準とする目安を示している[21,22]．

CQ❻-2

集中治療患者や重症の救急外来患者では造影 CT により CIN 発症のリスクが増加するか？

▶ 回答

　集中治療患者や重症な救急外来患者において，造影 CT が CIN 発症のリスクとなる根拠は乏しい．しかし，これらの患者では造影剤投与の有無にかかわらず AKI を発症するリスクが高いため，造影 CT を行う際は AKI・CIN について十分に説明し，適切な予防策を講ずることを推奨する．

エビデンスレベルⅤ	推奨グレード　なし
(Minds 2017) エビデンスの強さ B	推奨の強さ 2

背景

　集中治療患者や重症な救急外来患者は，造影の有無にかかわらず AKI を発症するリスクが高い．

解説　CQ❻-2

　集中治療室や救急外来での診療において造影 CT は必要不可欠な検査の一つである．集中治療室患者や救急外来における急性重症疾患患者は，造影の有無にかかわらず AKI を発症するリスクが高く，特に集中治療室患者における AKI の頻度は 20〜50%程度と報告されている[23〜26]．

そのため，集中治療室患者において，造影 CT 後に AKI を発症した場合，それが造影剤に起因するかの判定は非常に難しい．近年，集中治療室患者や救急外来患者における造影 CT の CIN 発症のリスクを検証した報告が複数なされている[13,14,16,18,26〜32]．

　McDonald らは造影 CT が実施された 6,877 例の集中治療室患者について，造影剤投与群と非投与群に分けて傾向スコアマッチングを用いて解析し，eGFR 45 mL/min/1.73 m^2 以上の患者においては CIN 発症率（31% vs. 34%，OR 0.88，95%CI 0.75〜1.05），7 日以内の透析導入率（2.0% vs. 1.7%，OR 1.20，95%CI 0.66〜2.17），死亡率（12% vs. 14%，OR 0.87，95%CI 0.69〜1.10）に有意差はなかったと報告している．一方，eGFR 45 mL/min/1.73 m^2 未満の患者においては，CIN 発症率（50% vs. 45%，OR 1.21，95%CI 0.87〜1.68）と死亡率（21% vs. 17%，OR 1.23，95%CI 0.82〜1.83）に有意差はないものの，7 日以内の透析導入率（6.7% vs. 2.5%，OR 2.72，95%CI 1.14〜6.46）は造影剤投与群で有意に高かった[16]．また，Fukushima らは 216 例の造影 CT が実施された CKD 患者を後ろ向きに解析し，心機能の低下（OR 6.54，95%CI 1.09〜39.3）と集中治療室の入室（OR 11.5，95%CI 2.05〜64.1）が CIN 発症の有意なリスク因子と報告した[33]．これらの報告から，集中治療室患者のように重篤な疾患を有する患者においては，一般患者と比べて造影の有無にかかわらず AKI を発症するリスクが高く，特に eGFR 45 mL/min/1.73 m^2 未満の集中治療室患者においては造影後の AKI や透析導入について説明と対策と講じる必要があると考えられる．

　救急外来診療では軽症から重症までさまざまな患者が対象となり，その後，集中治療室に入室する患者も多く含まれる．救急外来診療における造影 CT での CIN リスクに関して，Hinson らは 16,801 例の救急外来受診患者について，造影剤投与群，非投与群，CT 非実施群を傾向スコアマッチングにて解析を行った[14]．その結果，CIN の頻度は造影剤投与群で 6.8%，非投与群で 8.9%，CT 非実施群で 8.1% であり，造影剤の投与により CIN のリスクは増加しないと報告した．さらに，eGFR 30 mL/min/1.73 m^2 未満の患者群におけるサブ解析でも，造影剤の投与と CIN との関連性は見出せなかった．Aycock らは造影剤非投与群をコントロールと設定し，造影 CT による CIN リスクを検討した 28 報の研究論文を対象にメタ解析を行った[18]．このメタ解析には 6 報の救急外来患者を対象とした研究が含まれている．その結果，造影 CT は CIN（OR 0.94，95%CI 0.82〜1.07）や透析の導入（OR 0.83，95%CI 0.59〜1.16）および死亡（OR 1.0，95%CI 0.73〜1.36）のリスクとならないと報告した．これらの報告から，救急外来患者において造影 CT が CIN 発症のリスクとなる根拠は乏しいといえる．しかし，救急外来を受診する患者では腎機能や他のリスク因子の有無が不明なことが多く，疾患重症度もさまざまであるため，特に重症患者においては適切な予防策を講ずることが大切である．

CQ⑥-3

造影 CT において造影剤の減量は CIN 発症のリスクを減少させるか？

▶ 回 答

　造影 CT において造影剤の減量が CIN 発症のリスクを減少させる可能性がある．特に CIN のリスクが高い患者（CQ⑥-1，2）では，診断能を保つことのできる範囲内で最小限の造影剤使用量とすることを推奨する．

エビデンスレベルⅣa	推奨グレード C1
(Minds 2017)エビデンスの強さ C	推奨の強さ 2

背　景

　CIN を発症するリスクが高い患者に造影 CT を実施する場合，診断能を保つことのできる範囲内で最小限の造影剤に減量することが一般的に推奨されている．

解　説　CQ❻-3

　経動脈的に造影剤を投与する CAG においては造影剤の減量は CIN 発症のリスクを減少させるため，造影剤使用量は必要最小限とすることが強く推奨される（CQ❺-2）．一方，経静脈的投与である造影 CT において造影剤使用量と CIN の関係についての報告は少ないが，Weisbord らは，eGFR 30〜59 mL/min/1.73 m^2の CKD 患者 421 例を対象に造影 CT における CIN のリスク因子を検討し，造影剤使用量が 100 mL（造影剤濃度は不明）を超えると CIN のリスクが上昇すると報告している（OR 3.3，95%CI 1.0〜11.5）[34]．最近では，Jochheim らが，経カテーテル大動脈弁留置術（TAVR）前の造影 CT プランニングが実施された 361 例の高度大動脈弁狭窄症を対象に CIN の頻度とリスク因子の検討を行った結果，造影 CT 後の CIN は 10.5%の患者にみられ，CIN 発症群が非発症群と比べて CKD（eGFR 60 mL/min/1.73 m^2未満）の有病率が高く（81.6% vs. 64.4%），造影剤使用量も多い傾向であった[35]．多変量解析の結果，eGFR と造影剤使用量は単独では CIN のリスク因子とはならなかったが，「eGFR×造影剤使用量」が有意なリスク因子であることが判明し（OR 2.70，95%CI 1.33〜5.49），サブ解析において eGFR 60 mL/min/1.73 m^2未満においては造影剤使用量が 90 mL 未満の患者群に比べ，90 mL 以上の患者群で CIN の発症率が有意に高い結果であった．一方，eGFR 60 mL/min/1.73 m^2以上においては造影剤使用量と CIN 発症に関連は認めなかった．この研究は TAVR 前患者を対象としており，高齢（平均 81 歳）かつ心不全で併存症（冠動脈疾患，糖尿病，高血圧，貧血など）の合併率も高い，いわゆる CIN のハイリスク患者における検討であるため，結果の解釈には注意が必要である．以上のような報告を踏まえると，造影 CT においても造影剤を減量することで CIN 発症のリスクは低くなる可能性はあるが，十分なエビデンスレベルとは言い難い．安全な造影剤使用量というのは一律に規定できるものではないが，上記の報告を踏まえると CIN のリスクが高い患者（CQ❻-1，2）においては，少なくとも 90〜100 mL を超える使用量は避けるべきである．一方で，過剰な造影剤の減量は，診断能を低下させる恐れがあるため，造影剤使用量を決定する際は検査目的に応じて，造影のリスクと検査のベネフィットを考慮したうえで判断されなければならない．また，CIN の十分な説明と対策を講じ，検査後は腎機能および患者状態の十分な評価・観察を行うことはいうまでもない．

　CIN のリスクが高い患者への造影剤の減量に関する，海外主要学会の見解として，American College of Radiology は「経静脈的投与において造影剤の減量が CIN のリスクを低減する根拠は乏しい」としており，特に造影剤の減量は推奨していない[2]．ESUR は「CIN のリスクを有する患者では，診断に必要な最低用量の造影剤を使用する」ことを推奨している[21,22]．Society of Cardiovascular Computed Tomography は「CIN のリスクを有する患者では造影剤を減量する」ことを推奨している[36]．

　なお，造影剤を減量して造影 CT を実施する場合，造影効果の改善と画質劣化を防ぐために，使用が可能な施設では低管電圧撮影と逐次近似画像再構成の併用を推奨する（CQ❻-4 参照）．

　参考までに，Nyman らの論文に記載されている計算式より計算した eGFR 値に対して 5%の確率で CIN を発症すると予測される造影剤使用量を図に示す[37]．本計算式の妥当性について検討した研究は少なく[38]，十分なエビデンスがあるとはいえないので，あくまで参考程度にとど

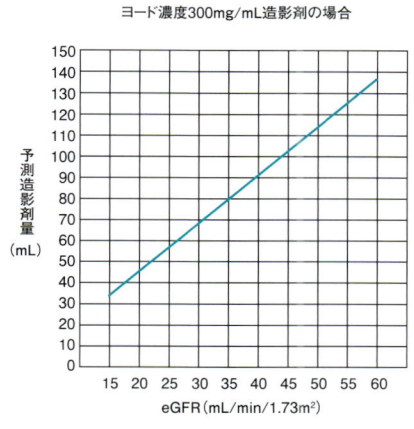

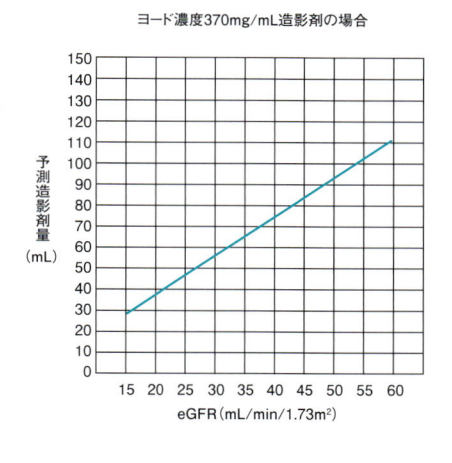

ヨード濃度300mg/mL造影剤の場合 ／ ヨード濃度350mg/mL造影剤の場合 ／ ヨード濃度370mg/mL造影剤の場合

図　5％の確率で CIN を発症すると予測される造影剤使用量

注意事項
1．図において，CIN は造影剤投与後 48〜72 時間以内に SCr の上昇が 44.2 mmol/L（0.5 mg/dL）より大きい，あるいは 20〜25％より上昇したものと定義している．
2．本図の作成に用いた計算式の妥当性について検討した研究は Nyman らによる 1 つの論文しかなく，十分なエビデンスがあるとはいえないので，あくまで参考程度にとどめるのがよい．また，本図の作成に用いた計算式は造影 CT および心臓カテーテル検査の論文から導き出されたものである．

めるのがよい．

CQ⑥-4

造影 CT において造影剤を減量する場合に推奨される撮影法はあるか？

▶ 回 答

　　造影剤を減量する場合，使用が可能な施設では低管電圧撮影と逐次近似画像再構成の併用を推奨する．

　エビデンスの強さ A　　**推奨の強さ 1**

背　景

　　CIN を発症するリスクが高い患者に造影 CT を実施する場合，診断能を保つことのできる範囲内で最小限の造影剤に減量することが推奨されている．

解　説　CQ⑥-4

　　通常，CT 検査は管電圧 120 kV で撮影されることが多い．低管電圧撮影とは，通常管電圧（120 kV）に比べて低い管電圧（80 kV や 100 kV など）を使用して行う検査である[39]．低管電圧を使用することで，ヨード造影剤の増強効果が増加する．これは管電圧を低く設定することで光電効果の寄与する割合が増加し，高い原子番号であるヨード（原子番号 53）の CT 値が上昇するためである．CT 装置により多少の違いはあるが，ヨード造影剤の造影効果は通常の 120 kV と比べて 100 kV で 25％程度，80 kV で約 70％程度上昇する．つまり，100 kV で 20％程度，80 kV で 40％程度の造影剤を減量して撮影を行っても，通常 120 kV と同等の造影効果を得ることができる．しかし，低管電圧での撮影は，画像を作成するための X 線量が不足するため，画質の劣化（画像ノイズとアーチファクトの増加）をきたす．そのため，低管電圧撮影を行う際は，管電流（mA）を高く設定して X 線量不足を補う必要がある[40]．しかし，CT 装置の管電流出力

81

6

経静脈的造影剤投与による検査

には限界があり，また，高電流では X 線管負荷も大きいため，一般には使用しづらい手法だった．

　近年，逐次近似法を応用した CT 画像再構成技術（逐次近似再構成［iterative reconstruction：IR]）が広く普及し，従来のフィルタ補正逆投影法（filtered back projection：FBP）に代わり，標準的な CT 画像再構成法となりつつある．IR 法の特徴は FBP 法と比べて，画像ノイズやアーチファクトを低減し，画質を改善できるところにある[41]．低管電圧撮影に IR を併用することで，X 線不足に起因する画質劣化を改善することができる[39,42〜51]．

　造影剤を減量するため低管電圧撮影に切り替える場合，画質を担保するため volume CT dose index を標準撮影（120 kV 撮影）と同等のレベルになるよう管電流を調整するのが一般的である．IR はメーカーや世代によってさまざまなタイプが存在し，その特性も異なる[52]．また，検査対象のコントラスト（CT アンギオグラフィーのような高コントラスト領域や肝転移検索のような低コントラスト領域など）などに応じて再構成パラメータの調整も必要である．そのため，低管電圧撮影と IR の併用を実施するにあたっては，事前にファントムなどで撮影条件と画質を検証し，適正化する必要がある．IR を使用した場合でも，高体重患者における 80 kV 撮影では画質劣化を生じる恐れがあるため，80 kV 撮影は非肥満患者に限定した適用が一般的である．

　近年，デュアルエナジー CT による仮想単色 X 線画像を使用した造影剤減量法が報告されている[53〜58]．仮想単色 X 線画像はデュアルエナジーデータを基に作成され，任意の単一エネルギー（実効エネルギー keV）の CT 画像を仮想的に表現することが可能である．単一エネルギーが低いほどヨード造影剤の CT 値は上昇する．Nagayama らは仮想単色 X 線画像（40〜55 keV）を使用することで，画質劣化をきたすことなく 50％の造影剤減量が可能であると報告した[58]．現時点でデュアルエナジー CT の普及は十分ではなく，技術的にも発展途上であり今後，さらなるエビデンスの蓄積が必要である．

CQ❻-5

造影 CT の短期間の反復検査は CIN 発症のリスクを増加させるか？

▶ 回答

　CIN 発症のリスクが増加する可能性があるため，短期間（24〜48 時間）の造影 CT の反復は推奨しない．

エビデンスレベルⅣa	推奨グレード C2
(Minds 2017) エビデンスの強さ C	推奨の強さ 2

背　景

　救急患者や重症患者では，24〜48 時間以内の短期間に反復して造影 CT が実施されることがある．

解　説　CQ❻-5

　Abujudeh らは，24 時間以内に 2 回造影 CT を実施した患者 164 例中 21 例（12.8％）で CIN を発症したと報告している[59]．この発症頻度は一般的な CIN の発症頻度よりも高いことから，造影 CT の反復により CIN の発症が増加する可能性が示唆される．また，Trivedi らは，2 回造

影剤が投与された患者 28 例を検討し，2 回目の造影剤投与後に SCr は統計学的に有意に上昇し，eGFR は有意に低下して，28 例中 4 例(14.3％)と高い頻度で CIN が発症したと述べている[60]．Hong らは造影 CT が実施された 820 例の担癌患者のうち 66 例(8.0％)で CIN を発症し，72 時間以内の繰り返す造影 CT がリスク因子(OR 4.1，95％CI 1.3〜12.6)となると報告している[61]．

　一方，Hopyan らは，造影 CT を施行された脳卒中患者を対象とする研究で，24 時間以内に 2 回目の造影検査を実施した 55 例の患者で CIN を発症した者はいなかったと報告している[62]．さらに，急性頭蓋内出血患者を対象とした研究で造影 CT の回数と CIN の発症に関連はなかったとする報告[63]，32 時間内に 2 回造影剤を投与した群と造影剤を一度も投与していない対照群間で急性腎障害の発症頻度に差がなかったという報告[64]，造影 CT 後に血管造影を実施しても CIN の頻度は増えなかったという報告[65]があり，現時点で造影 CT の短期間反復により CIN が増加するという科学的根拠は十分とは言えない．しかしながら，造影 CT の短期間反復により CIN リスクが増加する可能性がある以上は，原則として造影 CT の短期間反復検査は避けるべきである．やむなく短期間に複数の造影検査を実施しなければならない患者においては，CIN について十分な説明を行い適切な予防策を講じたうえで実施し，検査後の腎機能の経時的変化と全身状態を厳重に観察する必要がある．なお，造影 CT の短期間反復のリスクに関する海外主要学会の見解として，American College of Radiology は「短期間反復造影 CT を避ける根拠となる十分なエビデンスはない」としている一方[43]，ESUR は「48〜72 時間以内に造影剤投与を繰り返すことは CIN のリスクである」としている[21,22]．

文　献

1) Kooiman J, Pasha SM, Zondag W, Sijpkens YW, van der Molen AJ, Huisman MV, Dekkers OM：Meta-analysis：serum creatinine changes following contrast enhanced CT imaging. Eur J Radiol 2012；81：2554-2561.
2) Newhouse JH, Kho D, Rao QA, Starren J：Frequency of serum creatinine changes in the absence of iodinated contrast material：implications for studies of contrast nephrotoxicity. AJR Am J Roentgenol 2008；191：376-382.
3) Murakami R, Hayashi H, Sugizaki K, Yoshida T, Okazaki E, Kumita S, Owan C：Contrast-induced nephropathy in patients with renal insufficiency undergoing contrast-enhanced MDCT. Eur Radiol 2012；22：2147-2152.
4) Davenport MS, Khalatbari S, Cohan RH, Dillman JR, Myles JD, Ellis JH：Contrast material-induced nephrotoxicity and intravenous low-osmolality iodinated contrast material：risk stratification by using estimated glomerular filtration rate. Radiology 2013；268：719-728.
5) Davenport MS, Khalatbari S, Dillman JR, Cohan RH, Caoili EM, Ellis JH：Contrast material-induced nephrotoxicity and intravenous low-osmolality iodinated contrast material. Radiology 2013；267：94-105.
6) McDonald JS, McDonald RJ, Comin J, Williamson EE, Katzberg RW, Murad MH, Kallmes DF：Frequency of acute kidney injury following intravenous contrast medium administration：a systematic review and meta-analysis. Radiology 2013；267：119-128.
7) McDonald RJ, McDonald JS, Bida JP, Carter RE, Fleming CJ, Misra S, Williamson EE, Kallmes DF：Intravenous contrast material-induced nephropathy：causal or coincident phenomenon? Radiology 2013；267：106-118.
8) McDonald JS, McDonald RJ, Carter RE, Katzberg RW, Kallmes DF, Williamson EE：Risk of intravenous contrast material-mediated acute kidney injury：a propensity score-matched study stratified by baseline-estimated glomerular filtration rate. Radiology 2014；271：65-73.
9) McDonald RJ, McDonald JS, Carter RE, Hartman RP, Katzberg RW, Kallmes DF, Williamson EE：Intravenous contrast material exposure is not an independent risk factor for dialysis or mortality. Radiology 2014；273：714-725.
10) McDonald JS, McDonald RJ, Lieske JC, Carter RE, Katzberg RW, Williamson EE, Kallmes DF：Risk of Acute Kidney Injury, Dialysis, and Mortality in Patients With Chronic Kidney Disease After Intravenous Contrast Material Exposure. Mayo Clin Proc 2015；90：1046-1053.
11) Hsieh MS, Chiu CS, How CK, Chiang JH, Sheu ML, Chen WC, Lin HJ, Hsieh VC, Hu SY：Contrast Medium Exposure During Computed Tomography and Risk of Development of End-Stage Renal Disease in Patients With Chronic Kidney Disease：A Nationwide Population-Based, Propensity Score-Matched, Longitudinal Follow-Up Study. Medicine (Baltimore)2016；95：e3388.
12) Tong GE, Kumar S, Chong KC, Shah N, Wong MJ, Zimmet JM, Wang ZJ, Yee J, Fu Y, Yeh BM：Risk of contrast-

induced nephropathy for patients receiving intravenous vs. intra-arterial iodixanol administration. Abdom Radiol (NY)2016 ; 41 : 91-99.

13) Brinjikji W, Demchuk AM, Murad MH, Rabinstein AA, McDonald RJ, McDonald JS, Kallmes DF : Neurons Over Nephrons : Systematic Review and Meta-Analysis of Contrast-Induced Nephropathy in Patients With Acute Stroke. Stroke 2017 ; 48 : 1862-1868.

14) Hinson JS, Ehmann MR, Fine DM, Fishman EK, Toerper MF, Rothman RE, Klein EY : Risk of Acute Kidney Injury After Intravenous Contrast Media Administration. Ann Emerg Med 2017 ; 69 : 577-586. e4.

15) McDonald JS, McDonald RJ, Williamson EE, Kallmes DF : Is Intravenous Administration of Iodixanol Associated with Increased Risk of Acute Kidney Injury, Dialysis, or Mortality? A Propensity Score-adjusted Study. Radiology 2017 ; 285 : 414-424.

16) McDonald JS, McDonald RJ, Williamson EE, Kallmes DF, Kashani K : Post-contrast acute kidney injury in intensive care unit patients : a propensity score-adjusted study. Intensive Care Med 2017 ; 43 : 774-784.

17) Tao SM, Kong X, Schoepf UJ, Wichmann JL, Shuler DC, Zhou CS, Lu GM, Zhang LJ : Acute kidney injury in patients with nephrotic syndrome undergoing contrast-enhanced CT for suspected venous thromboembolism : a propensity score-matched retrospective cohort study. Eur Radiol 2018 ; 28 : 1585-1593.

18) Aycock RD, Westafer LM, Boxen JL, Majlesi N, Schoenfeld EM, Bannuru RR : Acute Kidney Injury After Computed Tomography : A Meta-analysis. Ann Emerg Med 2018 ; 71 : 44-53. e4.

19) Davenport MS, Cohan RH, Khalatbari S, Ellis JH : The challenges in assessing contrast-induced nephropathy : where are we now? AJR Am J Roentgenol 2014 ; 202 : 784-789.

20) Newhouse JH, RoyChoudhury A : Quantitating contrast medium-induced nephropathy : controlling the controls. Radiology 2013 ; 267 : 4-8.

21) van der Molen AJ, Reimer P, Dekkers IA, Bongartz G, Bellin MF, Bertolotto M, Clement O, Heinz-Peer G, Stacul F, Webb JAW, Thomsen HS : Post-contrast acute kidney injury- Part 1 : Definition, clinical features, incidence, role of contrast medium and risk factors : Recommendations for updated ESUR Contrast Medium Safety Committee guidelines. Eur Radiol 2018.

22) van der Molen AJ, Reimer P, Dekkers IA, Bongartz G, Bellin MF, Bertolotto M, Clement O, Heinz-Peer G, Stacul F, Webb JAW, Thomsen HS : Post-contrast acute kidney injury. Part 2 : risk stratification, role of hydration and other prophylactic measures, patients taking metformin and chronic dialysis patients : Recommendations for updated ESUR Contrast Medium Safety Committee guidelines. Eur Radiol 2018.

23) Case J, Khan S, Khalid R, Khan A : Epidemiology of acute kidney injury in the intensive care unit. Crit Care Res Pract 2013 ; 2013 : 479730.

24) Koeze J, Keus F, Dieperink W, van der Horst IC, Zijlstra JG, van Meurs M : Incidence, timing and outcome of AKI in critically ill patients varies with the definition used and the addition of urine output criteria. BMC Nephrol 2017 ; 18 : 70.

25) Bellomo R, Ronco C, Mehta RL, Asfar P, Boisrame-Helms J, Darmon M, Diehl JL, Duranteau J, Hoste EAJ, Olivier JB, Legrand M, Lerolle N, Malbrain MLNG, Mårtensson J, Oudemans-van Straaten HM, Parienti JJ, Payen D, Perinel S, Peters E, Pickkers P, Rondeau E, Schetz M, Vinsonneau C, Wendon J, Zhang L, Laterre PF : Acute kidney injury in the ICU : from injury to recovery : reports from the 5th Paris International Conference. Ann Intensive Care 2017 ; 7 : 49.

26) Cely CM, Schein RM, Quartin AA : Risk of contrast induced nephropathy in the critically ill : a prospective, case matched study. Crit Care 2012 ; 16 : R67.

27) Sinert R, Brandler E, Subramanian RA, Miller AC : Does the current definition of contrast-induced acute kidney injury reflect a true clinical entity? Acad Emerg Med 2012 ; 19 : 1261-1267.

28) Huang MK, Hsu TF, Chiu YH, Chiang SC, Kao WF, Yen DH, Huang MS : Risk factors for acute kidney injury in the elderly undergoing contrast-enhanced computed tomography in the emergency department. J Chin Med Assoc 2013 ; 76 : 271-276.

29) Sonhaye L, Kolou B, Tchaou M, Amadou A, Assih K, N'Timon B, Adambounou K, Agota-Koussema L, Adjenou K, N'Dakena K : Intravenous Contrast Medium Administration for Computed Tomography Scan in Emergency : A Possible Cause of Contrast-Induced Nephropathy. Radiol Res Pract 2015 ; 2015 : 805786.

30) Ehrlich ME, Turner HL, Currie LJ, Wintermark M, Worrall BB, Southerland AM : Safety of Computed Tomographic Angiography in the Evaluation of Patients With Acute Stroke : A Single-Center Experience. Stroke 2016 ; 47 : 2045-2050.

31) Heller M, Krieger P, Finefrock D, Nguyen T, Akhtar S : Contrast CT Scans in the Emergency Department Do Not Increase Risk of Adverse Renal Outcomes. West J Emerg Med 2016 ; 17 : 404-408.

32) Demel SL, Grossman AW, Khoury JC, Moomaw CJ, Alwell K, Kissela BM, Woo D, Flaherty ML, Ferioli S, Mackey J, De Los Rios la Rosa F, Martini S, Adeoye O, Kleindorfer DO : Association Between Acute Kidney Disease and Intravenous Dye Administration in Patients With Acute Stroke : A Population-Based Study. Stroke 2017 ; 48 : 835-839.

33) Fukushima Y, Miyazawa H, Nakamura J, Taketomi-Takahashi A, Suto T, Tsushima Y : Contrast-induced nephropathy(CIN)of patients with renal dysfunction in CT examination. Jpn J Radiol 2017 ; 35 : 427-431.

34) Weisbord SD, Mor MK, Resnick AL, Hartwig KC, Palevsky PM, Fine MJ：Incidence and outcomes of contrast-induced AKI following computed tomography. Clin J Am Soc Nephrol 2008；3：1274-1281.

35) Jochheim D, Schneider VS, Schwarz F, Kupatt C, Lange P, Reiser M, Massberg S, Gutiérrez-Chico JL, Mehilli J, Becker HC：Contrast-induced acute kidney injury after computed tomography prior to transcatheter aortic valve implantation. Clin Radiol 2014；69：1034-1038.

36) Abbara S, Blanke P, Maroules CD, Cheezum M, Choi AD, Han BK, Marwan M, Naoum C, Norgaard BL, Rubinshtein R, Schoenhagen P, Villines T, Leipsic J：SCCT guidelines for the performance and acquisition of coronary computed tomographic angiography：A report of the society of Cardiovascular Computed Tomography Guidelines Committee：Endorsed by the North American Society for Cardiovascular Imaging(NASCI). J Cardiovasc Comput Tomogr 2016；10：435-449.

37) Nyman U, Almen T, Aspelin P, Hellstrom M, Kristiansson M, Sterner G：Contrast-medium-Induced nephropathy correlated to the ratio between dose in gram iodine and estimated GFR in ml/min. Acta Radiol 2005；46：830-842.

38) Nyman U, Bjork J, Aspelin P, Marenzi G：Contrast medium dose-to-GFR ratio：a measure of systemic exposure to predict contrast-induced nephropathy after percutaneous coronary intervention. Acta Radiol 2008；49：658-667.

39) Seyal AR, Arslanoglu A, Abboud SF, Sahin A, Horowitz JM, Yaghmai V：CT of the Abdomen with Reduced Tube Voltage in Adults：A Practical Approach. Radiographics 2015；35：1922-1939.

40) Nakaura T, Awai K, Maruyama N, Takata N, Yoshinaka I, Harada K, Uemura S, Yamashita Y：Abdominal dynamic CT in patients with renal dysfunction：contrast agent dose reduction with low tube voltage and high tube current-time product settings at 256-detector row CT. Radiology 2011；261：467-476.

41) Geyer LL, Schoepf UJ, Meinel FG, Nance JW Jr, Bastarrika G, Leipsic JA, Paul NS, Rengo M, Laghi A, De Cecco CN：State of the Art：Iterative CT Reconstruction Techniques. Radiology 2015；276：339-357.

42) Nakaura T, Nakamura S, Maruyama N, Funama Y, Awai K, Harada K, Uemura S, Yamashita Y：Low contrast agent and radiation dose protocol for hepatic dynamic CT of thin adults at 256-detector row CT：effect of low tube voltage and hybrid iterative reconstruction algorithm on image quality. Radiology 2012；264：445-454.

43) Oda S, Utsunomiya D, Funama Y, Shimonobo T, Namimoto T, Itatani R, Hirai T, Yamashita Y：Evaluation of Deep Vein Thrombosis With Reduced Radiation and Contrast Material Dose at Computed Tomography Venography. Circ J 2012；76：2614-2622.

44) Chen CM, Chu SY, Hsu MY, Liao YL, Tsai HY：Low-tube-voltage(80 kVp)CT aortography using 320-row volume CT with adaptive iterative reconstruction：lower contrast medium and radiation dose. Eur Radiol 2014；24：460-468.

45) Zheng M, Liu Y, Wei M, Wu Y, Zhao H, Li J：Low concentration contrast medium for dual-source computed tomography coronary angiography by a combination of iterative reconstruction and low-tube-voltage technique：feasibility study. Eur J Radiol 2014；83：e92-99.

46) Oda S, Utsunomiya D, Yuki H, Kai N, Hatemura M, Funama Y, Kidoh M, Yoshida M, Namimoto T, Yamashita Y：Low contrast and radiation dose coronary CT angiography using a 320-row system and a refined contrast injection and timing method. J Cardiovasc Comput Tomogr 2015；9：19-27.

47) Yin WH, Lu B, Gao JB, Li PL, Sun K, Wu ZF, Yang WJ, Zhang XQ, Zheng MW, McQuiston AD, Meinel FG, Schoepf UJ：Effect of reduced x-ray tube voltage, low iodine concentration contrast medium, and sinogram-affirmed iterative reconstruction on image quality and radiation dose at coronary CT angiography：results of the prospective multicenter REALISE trial. J Cardiovasc Comput Tomogr 2015；9：215-224.

48) Iyama Y, Nakaura T, Yokoyama K, Kidoh M, Harada K, Tokuyasu S, Yamashita Y：Impact of Knowledge-Based Iterative Model Reconstruction in Abdominal Dynamic CT With Low Tube Voltage and Low Contrast Dose. AJR Am J Roentgenol 2016；206：687-693.

49) Mangold S, Wichmann JL, Schoepf UJ, Poole ZB, Canstein C, Varga-Szemes A, Caruso D, Bamberg F, Nikolaou K, De Cecco CN：Automated tube voltage selection for radiation dose and contrast medium reduction at coronary CT angiography using 3(rd)generation dual-source CT. Eur Radiol 2016；26：3608-3616.

50) Felmly LM, De Cecco CN, Schoepf UJ, Varga-Szemes A, Mangold S, McQuiston AD, Litwin SE, Bayer RR2nd, Vogl TJ, Wichmann JL：Low contrast medium-volume third-generation dual-source computed tomography angiography for transcatheter aortic valve replacement planning. Eur Radiol 2017；27：1944-1953.

51) Taguchi N, Oda S, Utsunomiya D, Funama Y, Nakaura T, Imuta M, Yamamura S, Yuki H, Kidoh M, Hirata K, Namimoto T, Hatemura M, Kai N, Yamashita Y：Using 80 kVp on a 320-row scanner for hepatic multiphasic CT reduces the contrast dose by 50% in patients at risk for contrast-induced nephropathy. Eur Radiol 2017；27：812-820.

52) Willemink MJ, de Jong PA, Leiner T, de Heer LM, Nievelstein RA, Budde RP, Schiham AM：Iterative reconstruction techniques for computed tomography Part 1：technical principles. Eur Radiol 2013；23：1623-1631.

53) Yuan R, Shuman WP, Earls JP, Hague CJ, Mumtaz HA, Scott-Moncrieff A, Ellis JD, Mayo JR, Leipsic JA：Reduced iodine load at CT pulmonary angiography with dual-energy monochromatic imaging：comparison with standard CT pulmonary angiography--a prospective randomized trial. Radiology 2012；262：290-297.

54) Carrascosa P, Leipsic JA, Capunay C, Deviggiano A, Vallejos J, Goldsmit A, Rodriguez-Granillo GA：Monochromatic

経静脈的造影剤投与による検査

6

image reconstruction by dual energy imaging allows half iodine load computed tomography coronary angiography. Eur J Radiol 2015 ; 84 : 1915-1920.

55) Tsang DS, Merchant TE, Merchant SE, Smith H, Yagil Y, Hua CH : Quantifying potential reduction in contrast dose with monoenergetic images synthesized from dual-layer detector spectral CT. Br J Radiol 2017 ; 90 : 20170290.

56) Shuman WP, Chan KT, Busey JM, Mitsumori LM, Koprowicz KM : Dual-energy CT Aortography with 50% Reduced Iodine Dose Versus Single-energy CT Aortography with Standard Iodine Dose. Acad Radiol 2016 ; 23 : 611-618.

57) Agrawal MD, Oliveira GR, Kalva SP, Pinho DF, Arellano RS, Sahani DV : Prospective Comparison of Reduced-Iodine-Dose Virtual Monochromatic Imaging Dataset From Dual-Energy CT Angiography With Standard-Iodine-Dose Single-Energy CT Angiography for Abdominal Aortic Aneurysm. AJR Am J Roentgenol 2016 ; 207 : W125-W132.

58) Nagayama Y, Nakaura T, Oda S, Utsunomiya D, Funama Y, Iyama Y, Taguchi N, Namimoto T, Yuki H, Kidoh M, Hirata K, Nakagawa M, Yamashita Y : Dual-layer DECT for multiphasic hepatic CT with 50 percent iodine load : a matched-pair comparison with a 120 kVp protocol. Eur Radiol 2018 ; 28 : 1719-1730.

59) Abujudeh HH, Gee MS, Kaewlai R : In emergency situations, should serum creatinine be checked in all patients before performing second contrast CT examinations within 24 hours? J Am Coll Radiol 2009 ; 6 : 268-273.

60) Trivedi H, Foley WD : Contrast-induced nephropathy after a second contrast exposure. Ren Fail 2010 ; 32 : 796-801.

61) Hong SI, Ahn S, Lee YS, Kim WY, Lim KS, Lee JH, Lee JL : Contrast-induced nephropathy in patients with active cancer undergoing contrast-enhanced computed tomography. Support Care Cancer 2016 ; 24 : 1011-1017.

62) Hopyan JJ, Gladstone DJ, Mallia G, Schiff J, Fox AJ, Symons SP, Buck BH, Black SE, Aviv RI : Renal safety of CT angiography and perfusion imaging in the emergency evaluation of acute stroke. AJNR Am J Neuroradiol 2008 ; 29 : 1826-1830.

63) Oleinik A, Romero JM, Schwab K, Lev MH, Jhawar N, Delgado Almandoz JE, Smith EE, Greenherg SM, Rosand J, Goldstein JN : CT angiography for intracerebral hemorrhage does not increase risk of acute nephropathy. Stroke 2009 ; 40 : 2393-2397.

64) Langner S, Stumpe S, Kirsch M, Petrik M, Hosten N : No increased risk for contrast-induced nephropathy after multiple CT perfusion studies of the brain with a nonionic, dimeric, iso-osmolal contrast medium. AJNR Am J Neuroradiol 2008 ; 29 : 1525-1529.

65) Lima FO, Lev MH, Levy RA, Silva GS, Ebril M, de Camargo EC, Pomerantz S, Singhal AB, Greer DM, Ay H, González RG, Koroshetz WJ, Smith WS, Furie KL : Functional contrast-enhanced CT for evaluation of acute ischemic stroke does not increase the risk of contrast-induced nephropathy. AJNR Am J Neuroradiol 2010 ; 31 : 817-821.

文献番号	論文著者/研究デザイン	対象・対照	検査法/評価時期・方法	結　果
1	Kooiman J, et al：Eur J Radiol 2012；81：2554-2561. エビデンスレベル：I	造影 CT 後の CIN に関するメタ解析 2000 年～2010 年 4 月までの研究論文から 40 研究を採用し解析	評価：CIN，腎代替療法，持続性腎機能障害の頻度，CIN のリスクファクター	CIN の頻度 6.4%，腎代替療法の頻度 0.06%，持続性腎障害の頻度 1.1% CIN のリスク因子は CKD（OR＝2.26）と糖尿病（OR＝3.10）
3	Murakami R, et al：Eur Radiol 2012；22：2147-2152. エビデンスレベル：IVa	対象：CKD 2,102 例（eGFR 15～60 mL/min/1.73 m^2）：造影 CT 938 例，非造影 CT 1,164 例	評価：CKD における CIN の頻度を造影 CT 群と非造影 CT 群で比較	全体の CIN 頻度 6.1%，eGFR 45～60 mL/min/1.73 m^{2}群 4.4%，eGFR 30～45 mL/min/1.73 m^{2}群 10.5%，eGFR＜30 mL/min/1.73 m^{2}群 10.0% 造影 CT 群と非造影 CT 群の CIN の頻度に有意差なし.
4	Davenport MS, et al：Radiology 2013；268：719-728. エビデンスレベル：IVa	対象：CT 検査が施行された 28,390 例 傾向スコアマッチング後の造影 CT 群 8,826 例，非造影 CT 群 8,826 例を解析	検査法：低浸透圧造影剤を使用 評価：eGFR で層別化した各群での CIN のリスクを評価	造影 CT は eGFR＜30 mL/min/1.73 m^{2}で CIN のリスクとなる eGFR＞60 mL/min/1.73 m^2（OR＝1.00） eGFR 45～59 mL/min/1.73 m^2（OR＝1.06） eGFR 30～44 mL/min/1.73 m^2（OR＝1.40） eGFR＜30 mL/min/1.73 m^2（OR＝2.96）
5	Davenport MS, et al：Radiology 2013；267：94-105. エビデンスレベル：IVa	対象：CT 検査が施行された 33,170 例 傾向スコアマッチング後の造影 CT 群 10,121 例，非造影 CT 群 10,121 例を解析	検査法：低浸透圧造影剤を使用 評価：SCr で層別化した各群での CIN のリスクを評価	造影 CT は SCr＞1.6 mg/dL で CIN のリスクとなる（OR＝1.45） 造影剤以外の多くの因子が造影後の AKI に影響している.
6	McDonald JS, et al：Radiology 2013；267：119-128. エビデンスレベル：I	2011 年 9 月までの論文を検索 非造影コントロール群を含む 13 本の非ランダム化比較試験を採用 症例数 25,950 例	評価：CIN，透析，死亡のリスクを造影 CT 群と非造影 CT 群で比較	CIN の相対危険度（RR）＝0.79 透析の RR＝0.95 死亡の RR＝0.88 CIN，透析，死亡の頻度は造影 CT 群と非造影 CT 群で同等
7	McDonald RJ, et al：Radiology 2013；267：106-118. エビデンスレベル：IVa	対象：CT 検査が施行された 53,439 例 傾向スコアマッチング後の造影 CT 群 10,686 例，非造影 CT 群 10,686 例を解析	評価：SCr で層別化した各群での CIN のリスクを評価	造影 CT による CIN のリスク： SCr＜1.5 mg/dL，OR＝0.93 SCr 1.5～2.0 mg/dL，OR＝0.97 SCr＞2.0 mg/dL，OR＝0.91 CIN の頻度は造影 CT 群と非造影 CT 群で有意差なし.

6

経静脈的造影剤投与による検査

文献番号	論文著者/研究デザイン	対象・対照	検査法/評価時期・方法	結　果
8	McDonald JS, et al：Radiology 2014；271：65-73. エビデンスレベル：Ⅳa	対象：傾向スコアマッチングを実施した造影 CT 群 6,254 例，非造影 CT 群 6,254 例を解析 eGFR＞90 mL/min/1.73 m² 1,642 例 eGFR 60〜89 mL/min/1.73 m² 3,870 例 eGFR 30〜59 mL/min/1.73 m² 5,510 例 eGFR＜30 mL/min/1.73 m² 1,486 例	評価：eGFR で層別化した各群での CIN のリスクを評価	eGFR が低いほど造影 CT 後の AKI の頻度は高いが，造影 CT 群と非造影 CT 群との間に有意差はない． eGFR＞90 mL/min/1.73 m² OR＝0.91 eGFR 60〜89 mL/min/1.73 m² OR＝1.03 eGFR 30〜59 mL/min/1.73 m² OR＝0.94 eGFR＜30 mL/min/1.73 m² OR＝0.97
9	McDonald RJ, et al：Radiology 2014；273：714-725. エビデンスレベル：Ⅳa	対象：傾向スコアマッチングを実施した造影 CT 群 10,673 例，非造影 CT 群 10,673 例を解析	評価：経静脈的造影剤投与と CIN，30 日未満の透析導入，死亡との関連性を解析	経静脈的造影剤投与は CIN，透析導入，死亡のリスクと関連していない． CIN のリスク OR＝0.94 30 日以内の透析のリスク OR＝0.96 30 日以内の死亡のリスク HR＝0.97
10	McDonald JS, et al：Mayo Clin Proc 2015；90：1046-1053. エビデンスレベル：Ⅳa	対象：CT 検査が施行された 6,902 例の CKD 患者 傾向スコアマッチング後の造影 CT 群 1,711 例，非造影 CT 群 1,711 例を解析	評価：CKD における経静脈造影剤投与後の CIN，30 日以内の透析導入，死亡との関連性を解析	経静脈的造影剤投与後の CIN，30 日以内の透析導入，死亡の頻度は造影有群と造影無群で有意差なし CKD StageⅢ (eGFR 30〜59) OR 0.65〜1.00 CKD StageⅣ-Ⅴ (eGFR＜30) OR 0.93〜2.33
11	Hsieh MS, et al：Medicine (Baltimore) 2016；95：e3388. エビデンスレベル：Ⅳa	対象：CT 検査が施行された 14,200 例の CKD 患者 傾向スコアマッチング後の造影 CT 群 7,100 例，非造影 CT 群 7,100 例を解析	評価：CKD における造影 CT が末期腎臓病へ進展するリスクを解析	CKD において造影 CT は末期腎臓病へ進展するリスクとならない (HR＝0.91)．
12	Tong GE, et al：Abdom Radiol (NY) 2016；41：91-99. エビデンスレベル：Ⅳa	対象：経静脈的造影剤投与（造影 CT）650 例，経動脈的造影剤投与（心臓カテーテル）695 例，非造影 CT 651 例	評価：経静脈的造影剤投与群，経動脈的造影剤投与群，非造影 CT 群の CIN の頻度を比較	CIN の頻度は経静脈的造影剤投与群，経動脈的造影剤投与群で差がない (4% vs. 4%) 非造影 CT 群の CIN 頻度がむしろ高い (7%) 検査前の eGFR 低下と CIN とに関連性あり
13	Brinjikji W, et al：Stroke 2017；48：1862-1868. エビデンスレベル：Ⅰ	2016 年 12 月までの研究論文から急性脳卒中の造影 CT（CT アンギオグラフィー・脳灌流 CT）による CIN を検討している 14 研究を採用し解析 造影 CT 群 5,727 例，非造影 CT 群 981 例	評価：造影 CT 群と非造影 CT 群の CIN の頻度を比較 CKD と CIN の関連性	CIN の頻度は 3% CIN の頻度は非造影 CT 群が造影 CT 群より高い (OR＝0.47)． CKD と CIN に関連性なし
14	Hinson JS, et al：Ann Emerg Med 2017；69：577-586, e4. エビデンスレベル：Ⅳa	対象：救急外来で CT 検査が施行された 17,934 例 造影 CT 群 7,201 例，非造影 CT 群 5,499 例，CT 未実施群 5,234 例 傾向スコアマッチングを使用	評価：造影 CT 群，非造影 CT 群，CT 未実施群の CIN，6 カ月以内の CKD 発症，腎代替療法の頻度を比較	CIN 頻度は約 10% で各群に差はない． 造影 CT は CIN のリスクとならない (OR＝0.96) eGFR＜30 mL/min/1.73 m² でも造影 CT は CIN のリスクとならない． 造影 CT は 6 カ月以内の CKD 発症，腎代替療法と関連していない．

文献 番号	論文著者/研究デザイン	対象・対照	検査法/評価時期・方法	結　果
15	McDonald JS, et al： Radiology 2017； 285：414-424. エビデンスレベル：Ⅳa	対象：CT 検査が施行された 5,758 例（eGFR＞60： 1,538 例，eGFR 30〜59： 2,899 例，eGFR＜30： 1,321 例） 傾向スコアマッチングを使用	評価：等浸透圧造影剤を 使用した造影 CT 群と非 造影 CT 群の CIN，緊急 透析，死亡のリスクを解 析	低浸透圧造影剤を使用したの 造影 CT は CIN，緊急透析， 死亡のリスクとならない. CKD においてもリスクとな らない. CIN のリスク OR＝0.74〜 0.91 緊急透析のリスク OR＝ 0.74〜2.00 死亡のリスク OR＝0.98〜 1.24
16	McDonald JS, et al： Intensive Care Med 2017；43：774-784. エビデンスレベル：Ⅳa	対象：CT 検査が施行された 6,877 例の ICU 患者 造影 CT 群 4,351 例，非造影 CT 群 2,526 例 傾向スコアマッチングを使用	評価：造影 CT 群，非造 影 CT 群の CIN，30 日以 内の透析，死亡の頻度を 比較	CIN の頻度は造影 CT 群，非 造影 CT 群とも約 40％ eGFR＞45 で造影 CT は CIN，透析，死亡のリスクと ならない. eGFR≦45 で造影 CT は CIN，死亡のリスクとならな いが，30 日以内の透析のリ スクとなる.　OR＝2.72
17	Tao SM, et al：Eur Radiol. 2017 ［Epub ahead of print］ エビデンスレベル：Ⅳa	対象：静脈血栓症が疑われて 造影 CT が施行されたネフ ローゼ症候群患者 701 例，非 造影 CT が施行されたネフ ローゼ症候群患者 1,053 例 傾向スコアマッチングを使用	評価：造影 CT 群，非造 影 CT 群の CIN の頻度を 比較	CIN の頻度は造影 CT 群 2.7〜4.2%，非造影 CT 群 2.5〜7.4% 造影 CT は CIN のリスクとな らない. eGFR＜30 でもリスクにな らない.
18	Aycock RD, et al：Ann Emerg Med 2018； 71：44-53 e44. エビデンスレベル：Ⅰ	2016 年 12 月までの論文を 検索 非造影コントロール群を含む 28 研究を採用（救急外来， ICU の文献を多く含む） 症例数 107,335	評価：造影 CT 群，非造 影 CT 群の CIN，腎代替 療法，死亡の頻度を比較	CIN の頻度は 1.3〜35.8% 造影 CT は CIN，腎代替療法， 死亡と関連していない CIN のリスク OR＝0.94 腎代替療法のリスク OR＝ 0.83 死亡のリスク OR＝1.0
24	Cely CM, et al：Critical care（London, England） 2012；16：R67. エビデンスレベル：Ⅳa	対象：CT 検査が施行された 299 例の ICU 患者 前向きにマッチングを実施 造影 CT 群 53 例，非造影 CT 群 53 例	評価：造影 CT 群，非造 影 CT 群において CT 検 査前後の CCr の変化を比 較	CCr が 33％以上低下したの は造影 CT 群 26％，非造影 CT 群 36％ CCr が 50％以上低下したの は造影 CT 群 6％，非造影 CT 群 17％ CIN 発症に造影剤の関連性は 低い.
25	Sinert R, et al：Acad Emerg Med 2012； 19：1261-1267. エビデンスレベル：Ⅳa	対象：救急外来で CT 検査が 施行された腎機能障害を有し ない 3,729 例 造影 CT 群 773 例，非造影 CT 群 2,956 例	評価：造影 CT 群，非造 影 CT 群の CIN の頻度と 死亡率を比較	CIN の頻度は非造影 CT 群で 有意に高い（8.96％ vs. 5.69％）. 非造影 CT 群と造影 CT 群の 死亡率に有意差なし（6.79％ vs. 9.09％）
26	Huang MK, et al：J Chin Med Assoc 2013；76：271-276. エビデンスレベル：Ⅳa	対象：救急外来で造影 CT 検 査が施行された 65 歳以上の 594 例	評価：CIN の頻度とリス ク因子を検討	CIN の頻度は 8.6％ CIN のリスク因子は糖尿病 （OR＝1.93），CT 前の SCr＞ 1.5 mg/dL（OR＝2.72），急 性低血圧（OR＝3.56） 死亡率は CIN 発症群 （47.1％）が非発症群（9.9％） より有意に高い.

文献番号	論文著者/研究デザイン	対象・対照	検査法/評価時期・方法	結　果
27	Sonhaye L, et al：Radiol Res Pract 2015；2015：805786. エビデンスレベル：Ⅳa	対象：救急外来で CT 検査が施行された 1,292 例 造影 CT 群 620 例，非造影 CT 群 672 例	評価：CIN の頻度とリスクファクターを検討	造影 CT 群の 3%に CIN．そのうち，持続性腎障害や透析導入はない． 造影 CT は CIN に関連しない（OR＝0.619）． 糖尿病が CIN に関連あり（OR＝6.26）
28	Ehrlich ME, et al：Stroke 2016；47：2045-2050. エビデンスレベル：Ⅳa	対象：CT 検査が施行された急性脳卒中患者 289 例 造影 CT 群 157 例，非造影 CT 群 132 例	評価：造影 CT 群，非造影 CT 群の CIN の頻度を比較	CIN の頻度は造影 CT 群 8.8%，非造影 CT 群 5.3%で有意差なし 治療開始までの時間に有意差なし
29	Heller M, et al：West J Emerg Med 2016；17：404-408. エビデンスレベル：Ⅳa	対象：救急外来で CT 検査が施行された 7,863 例 造影 CT 群 6,954 例，非造影 CT 群 909 例	評価：造影 CT 群，非造影 CT 群の CIN の頻度，透析導入，死亡率を比較	造影 CT 群と非造影 CT 群の CIN の頻度，透析導入，死亡率に有意差なし． CIN の頻度 造影 CT 群 8.6%，非造影 CT 群 9.6% 透析導入の頻度 造影 CT 群 0.23%，非造影 CT 群 0% 死亡率 造影 CT 群 1.5%，非造影 CT 群 1.25%
30	Demel SL, et al：Stroke 2017；48：835-839. エビデンスレベル：Ⅳa	対象：CT 検査が施行された急性脳卒中患者 2,299 例 造影 CT 群 1,446 例，非造影 CT 群 853 例	評価：造影 CT 群，非造影 CT 群の CIN の頻度を比較	CIN の頻度は 1〜2% 造影 CT と CIN に関連性は認めない．
31	Fukushima Y, et al：Jpn J Radiol 2017；35：427-431. エビデンスレベル：Ⅳa	対象：造影 CT が施行された 216 例の腎機能障害（eGFR<60）を有する入院患者	評価：CIN の頻度とリスクファクターを検討	CIN の頻度は 5.1% 心機能低下（OR＝6.54）と ICU 入院（OR＝11.5）は CIN の有意なリスクファクター
33	Jochheim D, et al：Clin Radiol 2014；69：1034-1038. エビデンスレベル：Ⅳa	対象：経カテーテル的大動脈弁留置術の術前評価目的に造影 CT が施行された 361 例の高度大動脈弁狭窄症患者	評価：CIN の頻度とリスクファクターを検討	CIN の頻度は 10.5% CIN 発症群では検査前 eGFR<60 の頻度が高く，造影剤使用量も多い． eGFR<60 では造影剤量>90 mL が CIN のリスクとなる．
42	Nakaura T, et al：Radiology 2012；264：445-454. エビデンスレベル：Ⅱ	対象：肝ダイナミック CT が施行された 74 例 標準 120 kV プロトコル 39 例，造影剤減量 80 kV プロトコル 35 例	検査法：肝ダイナミック CT 方法：標準 120 kV プロトコル＋FBP と造影剤 40%減量 80 kV プロトコル＋IR を比較 評価：実効線量，画像ノイズ，CNR を比較	標準 120 kV と比べて 80 kV で実効線量は 48〜51%低減 標準 120 kV＋FBP と比べて 80 kV＋IR で画像ノイズは 23〜24%低減 CNR に有意差なし
43	Oda S, et al：Circulation Journal 2012；76：2614-2622. エビデンスレベル：Ⅱ	対象：静脈造影 CT が施行された 40 例 標準 120 kV プロトコル 20 例，造影剤減量 80 kV プロトコル 20 例	検査法：静脈造影 CT 方法：標準 120 kV プロトコル＋FBP と造影剤 20%減量 80 kV プロトコル＋IR を比較 評価：$CTDI_{vol}$，CNR，視覚的画質を比較	標準 120 kV と比べて 80 kV で $CTDI_{vol}$ は 30%低減 標準 120 kV＋FBP と比べて 80 kV＋IR で CNR は有意に向上 視覚的画質は同等

文献番号	論文著者/研究デザイン	対象・対照	検査法/評価時期・方法	結　果
44	Chen CM, et al：Eur Radiol 2014；24：460-468. エビデンスレベル：Ⅱ	対象：大動脈 CT が施行された 48 例	検査法：大動脈 CT 方法：標準 120 kV プロトコルで撮影された前回 CT と造影剤 60%減量 80 kV プロトコルで撮影された今回 CT を比較 評価：CTDI$_{vol}$，大動脈 CT 値，CNR，視覚的画質を比較	標準 120 kV と比べて 80 kV で CTDI$_{vol}$は 48%低減 標準 120 kV と比べて 80 kV で大動脈 CT 値は 23〜31%向上 CNR と視覚的画質は同等
45	Zheng M, et al：Eur J Radiol 2014；83：e92-99. エビデンスレベル：Ⅱ	対象：冠動脈 CT が施行された 100 例 標準プロトコル 50 例，造影剤減量プロトコル 50 例	検査法：冠動脈 CT 方法：標準プロトコル（100 kV or 120 kV）+ FBP，造影剤 27%減量プロトコル（80 kV or 100 kV）+ IR を比較 評価：冠動脈 CT 値，画像ノイズ，視覚的画質，X 線被曝線量	標準プロトコルと造影剤減量プロトコルで冠動脈 CT 値と画像ノイズに有意差なし 視覚的画質は造影剤減量プロトコルがわずかに低い. 標準プロトコルと比べて造影剤減量プロトコルで X 線被曝線量は 51.9〜56.4%低減
46	Oda S, et al：J Cardiovasc Comput Tomogr 2015；9：19-27. エビデンスレベル：Ⅱ	対象：冠動脈 CT が施行された 90 例 標準 120 kV プロトコル 30 例，造影剤 25%減量 80 kV プロトコル 30 例，造影剤 50%減量 80 kV プロトコル 30 例	検査法：冠動脈 CT 方法：標準 120 kV プロトコル，造影剤 25%減量 80 kV プロトコル，造影剤 50%減量 80 kV プロトコルを比較 画像再構成はすべて IR 評価：冠動脈 CT 値，CNR，視覚的画質，実効線量	冠動脈 CT 値，CNR は造影剤 25%減量 80 kV プロトコルで最も高い. 視覚的画質は造影剤 50%減量 80 kV プロトコルで最も低い. CNR に有意差なし 標準 120 kV と比べて 80 kV で実効線量は 38%低減
47	Yin WH, et al：J Cardiovasc Comput Tomogr 2015；9：215-224. エビデンスレベル：Ⅱ	対象：冠動脈 CT が施行された 231 例 標準 120 kV プロトコル 116 例，造影剤減量 100 kV プロトコル 115 例	検査法：冠動脈 CT 方法：標準 120 kV プロトコル，造影剤 27%減量 100 kV プロトコルを比較 画像再構成は FBP と IR 評価：冠動脈 CT 値，画像ノイズ，CNR，視覚的画質，実効線量	標準 120 kV プロトコル+ FBP と造影剤減量 100 kV プロトコル+ IR で冠動脈 CT 値，画像ノイズ，CNR，視覚的画質に有意差なし 標準 120 kV プロトコルと比べて造影剤減量 100 kV プロトコルで X 線被曝線量は 34.9%低減
48	Iyama Y, et al：Am J Roentgenol 2016；206：687-693. エビデンスレベル：Ⅲ	対象：腹部ダイナミック CT が施行された 54 例 標準 120 kV プロトコル 27 例，造影剤減量 80 kV プロトコル 27 例	検査法：腹部ダイナミック CT 方法：標準 120 kV プロトコル+FBP と造影剤 50%減量 80 kV プロトコル+IR（hybrid type と model-based type）を比較 評価：大動脈 CT 値，肝実質 CT 値，画像ノイズ，CNR，視覚的画質，実効線量を比較	大動脈 CT 値，肝実質 CT 値は標準 120 kV と比べて 80 kV で有意に高い. 画像ノイズは IR を使用することで低減 CNR は標準 120 kV+FBP と比べて 80 kV+IR（hybrid）で同等，80 kV+IR（model-based）で有意に向上 標準 120 kV と比べて 80 kV で実効線量は 39〜45%低減

文献番号	論文著者/研究デザイン	対象・対照	検査法/評価時期・方法	結　果
49	Mangold S, et al：Eur Radiol 2016；26：3608-3616.　エビデンスレベル：Ⅳa	対象：冠動脈 CT が施行された 272 例	検査法：冠動脈 CT　方法：自動管電圧選択モード（70〜120 kV）を使用　造影剤量 70 kV-50 mL；80 kV-60 mL；90 kV-70 mL；≧100 kV-80 mL　画像再構成は IR　評価：冠動脈 CT 値，CNR，視覚的画質，実効線量を比較	70 kV で視覚的画像ノイズが大きい．CNR は 70〜120 kV すべてで同等　低い管電圧ほど実効線量は低い（70 kV 1.5±1.2 mSv；120 kV 10.7±4.1 mSv）．
50	Felmly LM, et al：Eur Radiol 2017；27：1944-1953.　エビデンスレベル：Ⅱ	対象：経カテーテル的大動脈弁留置術の術前評価目的の造影 CT が施行された 40 例の高度大動脈弁狭窄症患者　100 kV プロトコル 20 例，造影剤減量 70 kV プロトコル 20 例	検査法：経カテーテル的大動脈弁留置術の術前評価目的の造影 CT　方法：100 kV プロトコル（造影剤量 60 mL），70 kV プロトコル（造影剤量 40 mL）を比較　画像再構成は IR　評価：心臓と大動脈の CNR，視覚的画質を比較	心臓の CNR は 100 kV プロトコルが高く，大動脈の CNR は 70 kV と 100 kV プロトコルで同等　視覚的画質は同等　すべての検査で経カテーテル的大動脈弁留置術の術前計測が可能
51	Taguchi N, et al：Eur Radiol 2017；27：812-820.　エビデンスレベル：Ⅲ	対象：肝ダイナミック CT が施行された 60 例　標準 120 kV プロトコル 非 CKD 患者 30 例，造影剤減量 80 kV プロトコル CKD 患者 30 例	検査法：肝ダイナミック CT　方法：標準 120 kV プロトコルと造影剤 50%減量 80 kV プロトコルを比較　画像再構成は IR　評価：腹部臓器 CT 値，画像ノイズ，視覚的画質，CTDI$_{vol}$を比較	腹部臓器 CT 値，画像ノイズは同等　CNR，視覚的画質に有意差なし　標準 120 kV と比べて 80 kV で CTDI$_{vol}$は 25〜30%低減
59	Abujudeh HH, et al：J Am Coll Radiol 2009；6：268-273.　エビデンスレベル：Ⅳa	対象：24 時間以内に造影 CT を 2 回実施した 164 例　2 回の造影 CT の間隔は平均 11.4 時間	検査法：造影剤の平均投与量は 1 回目 CT で 126.2 mL，2 回目 CT で 123.4 mL　評価：CIN の頻度とリスク因子を検討	21 例（12.8%）の症例が 2 回目の検査後に CIN を発症　CIN のリスク因子は 1 回目と 2 回目の間の SCr 値（OR=18）
60	Trivedi H, et al：Ren Fail 2010；32：796-801.　エビデンスレベル：Ⅳa	対象：2 回の造影 CT を実施した 28 例　eGFR 60 以上で 2 回目 CT 前の SCr が初回 SCr の 125%未満の症例　2 回の造影 CT の間隔は平均 20 日	検査法：造影剤の平均投与量は 130 mL　評価：CIN の頻度を検討	2 回目の造影 CT 後に SCr および eGFR は有意に悪化　2 回目の CT 後に 4 例（14.3%）で CIN を発症
61	Hong SI, et al：Support Care Cancer 2016；24：1011-1017.　エビデンスレベル：Ⅳa	対象：造影 CT を実施した 820 例の担癌患者，CT 前の SCr が 1.5 mg/dL 以下の症例	検査法：造影剤使用量は 80〜150 mL　評価：CIN の頻度とリスクファクターを検討	CIN の頻度は 8%　CIN のリスク因子は 72 時間以内に繰り返す CT（OR=4.09），低血圧（OR=3.95），肝硬変（OR=2.82），BUN/SCr>20（OR=2.54）
62	Hopyan JJ, et al：Am J Neuroradiol 2008；29：1826-1830.　エビデンスレベル：Ⅳa	対象：急性脳梗塞あるいは急性脳出血患者 198 例	検査法：頭部造影 CT（CT アンギオグラフィーと脳灌流 CT）　評価：CIN の頻度を検討	5 例（2.9%）で CIN 発症　55 例の患者は 24 時間以内に 2 回目の造影 CT 検査を実施（造影剤量 180〜260 mL）したが CIN を発症した者はいなかった．

文献番号	論文著者/研究デザイン	対象・対照	検査法/評価時期・方法	結　果
63	Oleinik A, et al：Stroke 2009；40：2393-2397. エビデンスレベル：Ⅳa	対象：頭部 CT アンギオグラフィー実施患者 348 例（腎障害患者 4.6％） 対照：頭部 CT アンギオグラフィー非実施患者 191 例（腎障害患者 13％）	検査法：頭部 CT アンギオグラフィー 評価：CIN の頻度とリスク因子を検討	造影 CT 実施群の 6％，非実施群の 10％に AKI を発症 造影 CT はリスクとならない 造影 CT の回数はリスク因子とならない． DM はリスクとなる（OR＝4.3）．
64	Langner S, et al：Am J Neuroradiol 2008；29：1525-1529. エビデンスレベル：Ⅳa	対象：脳梗塞が疑われて脳灌流 CT が実施された 100 例 対照：非実施群 100 例	検査法：脳灌流 CT を 32 時間以内に 2 回実施 造影剤の投与量は 60 mL 評価：CIN の頻度を検討	繰り返す造影 CT 実施群の 7％，非実施群の 12％に AKI を発症 AKI の頻度に有意差なし
65	Lima FO, et al：Am J Neuroradiol 2010；31：817-821. エビデンスレベル：Ⅳa	対象：頭部造影 CT が実施された 575 例の急性脳卒中患者 313 例は CT アンギオグラフィー，224 例は CT アンギオグラフィー/脳灌流 CT，38 例は CT アンギオグラフィー/脳灌流 CT 後 24 時間以内に血管造影を実施 対照：非造影脳卒中患者 343 例	検査法：頭部造影 CT（CT アンギオグラフィーと脳灌流 CT），血管造影 評価：CIN の頻度を検討	造影 CT 実施群の 5％，非実施群の 10％に AKI を発症 造影 CT 後に血管造影を実施しても CIN の頻度は増加しない．

造影剤腎症の予防法：輸液

CQ⑦-1

CIN 発症予防に生理食塩液投与は推奨されるか？

▶ 回 答

1. CIN のリスクが高い CKD 患者では CIN を予防するため，生理食塩液を造影検査の前後に経静脈投与をすることを推奨する．

   エビデンスレベルⅡ　推奨グレード A

2. CIN の予防効果は，低張性輸液 0.45％食塩水よりは等張性輸液である 0.9％食塩水（生理食塩液）が優れるため，等張性輸液を使用することを推奨する．

   エビデンスレベルⅡ　推奨グレード A

背 景

　輸液により造影剤による尿細管障害を軽減する主なメカニズムは 2 つあり，1 つは尿細管での造影剤濃度を低下させることにより直接の尿細管障害を抑制することと，2 つ目は血管内血漿量が増加するためにレニン・アンジオテンシン系，バソプレシンなどが抑制され，また血管拡張作用がある NO やプロスタグランジン産生が抑制されないため，造影剤によって起こる動脈収縮が抑制されることによる．そのため輸液により CIN を予防できると期待されるが，各施設間で使用される輸液製剤やその投与法はさまざまである．

解 説　CQ⑦-1

　造影剤による検査を受ける CKD 患者に対して，生理食塩液を造影中に経静脈的に投与することにより CIN を予防できることは，1980 年頃に Eisenberg らによって示された[1,2]．しかし，CKD 患者における生理食塩液の CIN 予防に関する優位性は，1970 年代に発表された 5％ブドウ糖を 80 mL/h にて造影中に投与し CIN 発症率を検討した論文[3]と文献上の CIN 発症率とを比較したもので，実際に 5％ブドウ糖液などの対照を設けて検証されたものではない．また，これらのデータは高浸透圧造影剤の使用下でのデータであり，24 時間後に SCr 値 50％もしくは 1 mg/dL 上昇を CIN と定義しており，必ずしも現在の低浸透圧性造影剤による CIN 発症リスクと比較できるものではない．

　経静脈的な生理食塩液投与と飲水を RCT により，評価したのは Trivedi らであり，53 例の腎機能が正常な待機的 CAG を受けた患者の 24 時間後の SCr 値の上昇を比較した．生理食塩液の輸液を受けた患者 27 例のうち CIN を発症したのは 1 例（3.7％）であり，自由飲水群 26 例では 9 例（34.6％）発症したため，生理食塩液による輸液は CIN を有意に抑制することを証明した（p ＝0.005）[4]．また，154 mEq/L の重曹輸液を 5 mL/kg/h で PCI 前に 1 時間以上輸液した PCI 前輸液群と，PCI 後に生理食塩液輸液をした前輸液無群とを比較した RENO 研究が報告され，CIN 発症は PCI 前輸液群で 1.8％，前輸液無群で 21.8％と CIN 発症が有意に抑制されることが

示されている．RENO研究では，PCI前輸液群でN-アセチルシステイン（NAC）2,400 mgがPCI前に投与されているが，その有効性は必ずしも認められないため，造影前の輸液の予防効果がより重要であると思われる[5]．また，ST上昇型心筋梗塞患者を対象とした緊急PCI症例においても，PCI開始時から術後24時間までの生理食塩液の投与によりCINの発症が抑制されることが報告されている[6]．このことは，造影剤使用後のみの生理食塩液投与でも，CINの予防につながる可能性を示唆している．以上より，造影前後に生理食塩液をCINの予防のために行うことを推奨する．

　CINの予防のための輸液は，当初0.45％食塩水が使用されていた．輸液の張度が重要かどうか，等張度と低張度の輸液製剤を比較したRCTが1,620例の患者で行われ，0.45％食塩水よりも0.9％食塩水（生理食塩液）が優れることが証明されている[7]．0.45％食塩液群（n＝811）では，48時間後のSCr値が0.5 mg/dL以上上昇した患者が2.0％（95％CI 1.0〜3.1％）であるのに比較して，生理食塩液群（n＝809）では発症が0.7％（95％CI 0.1〜1.4％）と有意に抑制された（p＝0.04）．この研究では，多くの患者の腎機能は正常であり，低浸透圧性の非イオン性造影剤が使用されている．

　これらの結果から，生理食塩液のような等張性の輸液をCINの予防のために行うことは有益であると判断されるため，これを推奨する．心機能や全身状態により輸液量を調節することが必要である．また，CINを予防するための輸液を検討すべき患者の目安は，造影CTなどの静脈からの非侵襲的造影ではGFR 30 mL/min/1.73 m^{2}未満，集中治療患者や重症の救急外来患者ではGFR 45 mL/min/1.73 m^{2}未満，CAGなどの動脈からの侵襲的造影ではGFR 60 mL/min/1.73 m^{2}未満である．ただし，最近報告された待機的に造影剤を使用したeGFR 30〜59 mL/min/1.73 m^{2}の症例を対象としたランダム化比較研究[8]では，生理食塩液輸液群と非輸液群の間で，CINの発症率に差がないことも報告されている．輸液の適応となる腎機能については今後さらなる検討が必要である．

CQ⑦-2

CIN 発症予防に飲水は推奨されるか？

▶ 回答

　飲水のみで経静脈的な輸液と同等にCINの発症を抑制できるかについてはエビデンスが不十分である．CINを予防するために，飲水のみによる水分補給よりも輸液などの十分な対策を講じることを推奨する．

エビデンスレベルⅡ　推奨グレードC1

背景

　検査前に飲水によっても脱水を回避することができ，造影前に飲水を奨励することは慣例的に行われている．しかし，飲水は血管内Na量には影響を与えないため，飲水によりCINが予防できるか懸念がある．経静脈輸液による生理食塩液や重曹輸液によるNaの負荷は血管内容量を増加し，腎血漿流量を維持することができる．水のみではなく，食塩を摂取することでも体内へのNa負荷量は増加するため，血管内容量が上昇する可能性はある．

解　説　CQ❼-2

　緊急の造影または外来患者の造影検査では，輸液による予防は困難である．そこで，脱水を防ぎ，利尿をつけるように飲水負荷を行うことが試みられている．これを比較したのがTrivediらで，自由飲水と生理食塩液の経静脈的輸液を比較し，生理食塩液による輸液が自由飲水のみより優ることが示されている[4]．

　一方，比較的腎機能の保たれた患者を対象とした研究では，CINの予防において飲水負荷が輸液負荷に対して非劣勢であることが報告されている．糖尿病患者で待機的にCAGおよび経皮的冠動脈インターベンション（PCI）を受ける患者に対して，生理食塩液を1 mL/kg/hでCAGあるいはPCI前に6時間，検査終了後さらに12時間輸液した生理食塩液群（n＝52，平均CCr 70.3 mL/min）と，水を1 mL/kg/hで術前6〜12時間，終了後12時間経口飲水した群（n＝50，平均CCr 79 mL/min）を比較し，72時間後のCCrが生理食塩液群65.3 mL/min，経口飲水群73.5 mL/minと差がないことが報告されている．またCIN発症率は，生理食塩液群5.77%，経口飲水群4.00%で有意差がなかった[9]．冠動脈造影ないしはPCIを施行するCKDステージG1-2の患者を対象とした研究では，前後12時間に水道水を可能な限り飲水する群と，前後12時間1 mL/kg/hの生理食塩液負荷の2群間でCIN発症の比較を行っている．CIN発症率は飲水群で6.9%，生理食塩液負荷群で7.3%で両群間に有意な差は認めていない[10]．また予定CAGないしはPCIを行う腎機能正常患者（Cr＜110 μmol/L≒1.24 mg/dL）を対象とした研究では，手技施行前12時間，施行後24時間の生理食塩液1 mL/kg/h負荷と2パターンの飲水負荷群との間でCINの発症を検証している．水道水500 mLを手技前2時間，手技後24時間で2,000 mLを飲水する群と手技後24時間のみ2,000 mLを飲水する群の3群比較でのCIN発症率は，それぞれ5.0%，7.5%，5.0%と3群間で有意な差は認められていない[11]．

　また，SCr値1.4 mg/dL以上のCKD患者を対象とし，PCI/CAG前に1,000 mLの飲水を指示し，検査後は0.45%食塩液を75 mL/h 12時間投与した外来患者群（n＝18）と，PCI/CAG前後に各12時間0.45%食塩液を輸液した入院患者群（n＝18）とを比較したPREPARED研究がある[12]．飲水を指示した外来患者群では48時間後のCr変化量は0.12±0.23 mg/dL上昇し，入院患者では0.21±0.38 mg/dL上昇した．両群間には有意差はなく，術前の輸液は経口飲水で十分であると結論づけられている．以上のRCTの結果より，PCI/CAG前のCIN予防対策は経口飲水で一定の効果があるといえる．

　造影検査の前に水だけでなく，食塩を同時に投与することで高張度の輸液と同じ効果があるかを，平均CCr 37 mL/min/1.73 m²の患者で同じ効果があるか検討した報告がある[13]．食塩を体重10 kg当たり1 g/day投与する群（n＝77）と，生理食塩液を6時間前より15 mL/kg/hで輸液した群（n＝77）を比較して，経口食塩負荷群のCIN発症は6.6%であるのに比較して，生理食塩液群では5.2%で差がなく，経口の食塩負荷が生理食塩液の（経静脈的）輸液と同等であると結論している．しかし，この研究では術前の輸液量が非常に多く，また，術後の輸液については情報がない．さらに，経口食塩投与と経静脈的生理食塩液投与の比較は二次エンドポイントであり，確認のための臨床試験が必要である．

　以上のように，経口飲水と生理食塩液輸液のCIN予防効果に差がないとする報告もあるが，現時点では十分なエビデンスがあるとは言えず，飲水だけによる水分負荷は生理食塩液と同等に推奨することはできない．また，造影前に輸液ができない場合には，飲水を指示し，造影検査後に輸液を行うことによりCINを予防できるかどうかについても更に検証される必要がある．経口塩分負荷と生理食塩液輸液との同等性についても，確定的なことを述べるにはエビデ

ンスとしては十分ではない.

飲水は CIN 予防対策としては輸液に劣るが，脱水の改善効果や造影剤による不快感の軽減が期待できることから，輸液の適応ではない場合は，飲水を勧めてもよい.

CQ⑦-3

CIN 発症予防に重炭酸ナトリウム（重曹）液投与は推奨されるか？

▶ 回 答

重炭酸ナトリウム（重曹）液投与は CIN 発症リスクを抑制する可能性があるため，輸液時間が限られた場合には，重曹液の投与を推奨する.

エビデンスレベル I ┃ **推奨グレード B**

背 景

重曹液を投与することにより，循環血液量が増加し，また，尿をアルカリ化することができる. 尿アルカリ化は酸化ストレスを抑制することができるため，尿細管障害を抑制できると考えられる.

解 説 CQ⑦-3

重曹輸液に関する研究は等張性輸液と高張性輸液を使用した研究があり，メイロン®（1 Eq/L）を 20 mL 投与した研究と 154 mEq の重曹輸液を使用したものがある. わが国では 1.26％炭酸水素ナトリウム（フソウ）（152 mEq/L）がある.

重曹輸液と生理食塩液輸液を比較したメタ解析は 7 つ報告されており，1 つを除いていずれも重曹輸液が CIN の発症のリスクを低下させるとの結論である[14〜21]. 2009 年の Zoungas らの解析は，1950〜2008 年までを検索し，23 論文（9 論文が査読のある論文で 14 の抄録を含んでいる），3,563 例を解析した結果，重曹輸液を行うことによる CIN の相対リスクが 0.62，95％CI 0.44〜0.86 に低下することが報告されている[14]. ほかのメタ解析でも，重曹輸液による CIN の発症抑制に関しては，ほぼ同様の結果が得られている. しかし，透析導入，心不全の発症，死亡に関しては，重曹輸液と生理食塩液輸液の間には有意差がない. すなわち，CIN の発症は重曹輸液によって抑制されるが，より重要な生命予後，腎予後に関しては重曹輸液を使用しても生理食塩液を使用しても差はない. また，このメタ解析では，各論文間の臨床試験の内容の違いも指摘されており，論文化された臨床試験では重曹の有効性が報告されたものが多く，論文化されていない抄録では重曹輸液の有効性を否定する結果が多いことも報告されている.

これに対して，生理食塩液輸液と重曹輸液に有意な差はないとするメタ解析もある[21]. この報告では，質の低い RCT を組み合わせることにより，誤った結論に導かれる可能性が指摘されている. しかし，このメタ解析では 100 例以上の症例登録があり，N-アセチルシステイン（NAC）の使用法に対照と差がない 8 つの研究のみを解析した結果も示されており，重曹群 945 例と対照群 945 例を解析した結果は，RR 0.71，95％CI 0.41〜1.03 と有意差はないものの，重曹輸液の有効性を示唆する結果となっている.

これらのメタ解析の結果をみるうえで考慮すべき点は，重曹輸液のプロトコルは約 150 mEq/L の重曹を 3 mL/kg/h で造影前 1 時間，1 mL/kg/h で造影後 6 時間行うことが一般的であり，生理食塩液輸液のプロトコル 1 mL/kg/h で前後 6〜12 時間行うのとは輸液時間が異なる

点である．メタ解析において輸液時間についての補正はなされていない．さらに，血液濾過を術前に行うことが CIN 予防に有効であることも示されており，体液のアルカリ化は CIN の予防に有効であると考えられる．実際に Tamai らは，2 種類の濃度の重曹輸液（833 mEq/L vs. 160 mEq/L）を造影前 1 時間 3 mL/kg/h，造影後 7 時間 1 mL/kg/h という同一プロトコルで行ったときの CIN 発症の差を検証しているが，高濃度重曹輸液で CIN の発症率が低いことを報告している[22]．しかしながら，生理食塩液輸液と重曹輸液のいずれの群も造影 1 時間前から 3 mL/kg/h，造影後 1.5 mL/kg/h で 4 時間輸液すると，両群間で CIN 発症に差がなかったという報告もある[23]．

2009 年以降に報告された論文は 7 つあり，それぞれの臨床試験の内容は異なり，また，結果も 3 つが有効で[24~26]，4 つが無効である[27~30]．無効のうち同じ施設からの同じ時期に行った結果が報告されており，内容が重複している可能性もある．日本からの報告は 3 つあり，Ueda らの報告は，緊急の PCI を受けた患者に直前にボーラスで生理食塩液か重曹輸液を行った結果を比較しており，重曹が CIN の発症を 88%（RR 0.128，95%CI 0.016～0.91，p＝0.01）有意に抑制したと報告している[24]．Tamura らは，12 時間前から生理食塩液による点滴を行いながら，直前に 20 mEq の重曹輸液（メイロン® 20 mL）をボーラスで投与を行い，CAG を受けた患者に CIN の発症が抑制されたことを報告している（p＝0.017）[25]．また，Motohiro らは，6 時間前からの生理食塩液輸液を，3 時間前から重曹に切り替え 1 mL/kg/h で追加投与し，生理食塩液のみを投与した群と比較し，CAG を受けた患者に CIN の発症が有意に抑制されたことを報告している（p＝0.012）[26]．一方，韓国から報告された PREVENT 試験では，382 例の CAG または PCI を受けた糖尿病患者に NAC 2,400 mg を投与し，造影の前後 12 時間生理食塩液による輸液を 1 mL/kg/h を行った生理食塩液群（n＝189）と，造影の 1 時間前から 3 mL/kg/h で輸液し，開始後から終了 6 時間後まで 1 mL/kg/h で重曹輸液を行った重曹群（n＝193）で，CIN の発症を比較している．生理食塩液群で 5.3%，重曹群で 9.0% に CIN が発症したが，有意差はなかった（p＝0.17）[27]．

2011 年以降の論文をサマリーしても，重曹輸液の生理食塩液に対する CIN 予防の有益性は限定的なものである．ここでは，緊急症例，すなわち輸液時間を確保できない状況での研究と，待機的症例で輸液時間が確保できる状況での研究を分けてまとめてみる．まず緊急症例の報告をサマリーする．Maioli らは，造影剤使用後のみ 0.9% 生理食塩液（1 mL/kg/h）を 12 時間投与した群と 154 mEq/L 重曹輸液を造影剤使用前 1 時間（3 mL/kg/h），使用後 12 時間（1 mL/kg/h）投与した 2 群間で CIN の発症を検証している[31]．この研究では，CIN 発症は重曹輸液群（12%）が生理食塩液輸液群（22.7%）に比し有意に低率であったと報告している．しかしながら，本研究では生理食塩液輸液群は造影剤使用前に投与されておらず，重曹輸液が生理食塩液輸液よりも有益である証拠としては不十分である．Manari および Gomes らは，生理食塩液輸液と重曹輸液を全く同条件で投与し CIN 発症への有益性を検証している．Manari ら[32]は，造影剤使用前に 0.9% 生理食塩液輸液を 1 時間（1 mL/kg/h と 3 mL/kg/h の 2 群），使用後はともに 11 時間（1 mL/kg/h）投与した 2 群と，154 mEq/L 重曹輸液を 1 時間（1 mL/kg/h と 3 mL/kg/h の 2 群），使用後はともに 11 時間（1 mL/kg/h）投与した 2 群の，合計 4 群間で CIN 発症の検証をしている．また Gomes ら[33]は造影剤使用前に 1 時間（3 mL/kg/h），使用後は 6 時間（1 mL/kg/h）というプロトコルで，0.9% 生理食塩液輸液と 154 mEq/L 重曹輸液の 2 群間で CIN 発症を検証しているが，どちらの研究も CIN 発症率の群間差は認められていない．これらのことは，緊急症例において，限られた時間に重曹輸液を使用しても，生理食塩液輸液に比して CIN 発症を抑えられるとは言いがたいことを示唆している．

また待機的に造影剤を使用する研究においても結果は同様である．投与方法を揃えた2研究を記載する．Boucek ら[34]は，造影剤使用前に1時間(3 mL/kg/h)，使用後は6時間(1 mL/kg/h)という Gomes ら[33]と全く同一のプロトコルを待機的症例で，0.9%生理食塩液輸液と154 mEq/L 重曹輸液の2群間で CIN 発症を検証しているが，どちらの研究も CIN 発症率の群間差は認められていない．また Solomon ら[35]は，造影剤使用前に1時間(5 mL/kg/h)，使用後は4時間(1.5 mL/kg/h)というプロトコルをで，0.9%生理食塩液輸液と154 mEq/L 重曹輸液の2群間で CIN 発症を検証している．両群間で CIN 発症に有意な差は認めていない．Klima ら[36]は待機的症例であれば，しっかりと生理食塩液の輸液を行うほうが CIN 発症を予防できうることを示唆している．0.9%生理食塩液輸液を造影剤使用前後12時間(1 mL/kg/h)投与する群を対照群として，166 mEq/L 重曹輸液投与群(造影剤使用前に1時間(3 mL/kg/h)，使用後は6時間(1 mL/kg/h))との間で CIN 発症の検証をしている．生理食塩液輸液群の CIN 発症率が1%に比し，重曹輸液群では9%と有意に高値であった．また，待機的血管造影を行った eGFR 15〜59.9 mL/min/1.73 m²の5,177例を対象に，生理食塩液輸液と重曹輸液，NAC と偽薬の2×2の4群比較検討[37]では，CIN の発症において，生理食塩液と重曹の間に有意な差は認めていない．

　以上の結果からは，輸液時間が限られた場合(緊急症例)には生理食塩液よりは重曹を使用したほうが造影剤腎症の発症を抑制できる可能性が否定できないが，重曹輸液で透析や死亡のリスクが有意に減少することはなく，重曹輸液の使用が生理食塩液輸液よりも有益であるとの結論には至らない．

CQ⑦-4

CIN 発症予防に造影剤使用前の短時間重曹輸液は推奨されるか？

▶回答

　CIN の発症予防において，短時間の重曹輸液が長時間の輸液と同等の効果が得られるとの証拠は不十分である．輸液時間の限られた緊急症例を除き，長時間輸液を行うことを推奨する．

　エビデンスレベルⅡ　推奨グレード C1

背　景

　輸液による治療が造影剤腎症の発症を予防することが報告されているが，どの程度の時間輸液をすることが必要かは明らかでない．また，輸液に必要な時間は，生理食塩液輸液と重曹輸液で異なる可能性がある．

解　説　CQ⑦-4

　短時間の輸液を行わざるを得ないのは緊急 PCI の場合であり，ランダム化比較試験を行うことは難しい．造影前1時間の輸液による有用性が検証されている．

　待機的血管造影を行う63例の CKD 患者を，ランダムに12時間持続静注を行った群と，直前に250 mL を1時間で点滴した群とで比較すると，12時間1 mL/kg/h で輸液した群では CIN の発症は0%であったが，1時間輸液した群では10.8%に CIN が発症した[38]．一方，生理食塩液を2,000 mL/日で静注した群と，造影の直前に300 mL をボーラスで静注した群とで，CIN 発症に差がなかったとする報告もある[39]．

　重曹輸液を造影前1時間投与(3 mL/kg/h)して，従来の生理食塩液による6〜12時間の持続

輸液（1 mL/kg/h）と比較した試験が 4 つ行われている．3 つのランダム化比較試験では両群に CIN の発症に差がなく，生理食塩液の長時間投与と同等の有効性を示す可能性が示されている[27,30,40]．RENO 研究[5]や，REMEDIAL 研究では，重曹輸液を造影 1 時間前から投与したほうが，CIN の発症を抑制できたとされている[41]．これらの結果は，重曹を使用した短時間の輸液が，CIN 発症を長時間の生理食塩液輸液と同等に抑制できる可能性を示す．

　また 2011 年以降の報告は，前項の重曹輸液の稿と重なるため割愛するが，生理食塩液輸液と重曹輸液の短時間輸液を比較しても，重曹輸液の有益性は確認できていない．以上から，造影前 1 時間以内の重曹輸液の有効性を，12 時間持続静注と比較した臨床試験は限られており，エビデンスとしては不十分であり，今後の検証を待ちたい．

Column — **―フロセミドによる利尿促進は CIN 発症を予防しうるか―**

　生理食塩液輸液にフロセミドを追加投与し利尿を促すことが，CIN の予防になるかを検討した興味深い報告がある[42,43]．GFR 30 mL/min/1.73 m^2 未満の CKD 患者に行われた REMEDIAL-Ⅱ 研究（n＝292）では，生理食塩液輸液とフロセミドで 300 mL/h 以上に尿量を維持した群（n＝146）と，重曹輸液を行った対照群（n＝146）を比較して CIN の発症を検証したところ，尿量を維持した群では CIN の発症が 53％抑制された（OR 0.47，95％CI 0.24～0.92）．また，心不全を起こす可能性がある患者には初期投与量は生理食塩液 150 mL 以下に制限されて行われた．フロセミドによる副作用はみられなかったが，大量の輸液のため 3 例は急性肺水腫になったことが報告されている．GFR 30 mL/min/1.73 m^2 未満の患者に造影剤を使用するときにフロセミドを使用した大量の生理食塩液輸液を試みることは，CIN の予防効果の可能性はあるが，肺水腫に至らないように十分な観察が必要である．（参照：3 章 p7 Column　Renal Guard 療法）

文　献

1) Eisenberg RL, Bank WO, Hedgcock MW：Renal failure after major angiography. Am J Med 1980；68：43-46.

2) Eisenberg RL, Bank WO, Hedgock MW：Renal failure after major angiography can be avoided with hydration. AJR Am J Roentgenol 1981；136：859-861.

3) Swartz RD, Rubin JE, Leeming BW, Silva P：Renal failure following major angiography. Am J Med 1978；65：31-37.

4) Trivedi HS, Moore H, Nasr S, Aggarwal K, Agrawal A, Goel P, Hewett J：A randomized prospective trial to assess the role of saline hydration on the development of contrast nephrotoxicity. Nephron Clin Pract 2003；93：C29-34.

5) Recio-Mayoral A, Chaparro M, Prado B, Cozar R, Mendez I, Banerjee D, Kaski JC, Cubero J, Cruz JM：The reno-protective effect of hydration with sodium bicarbonate plus N-acetylcysteine in patients undergoing emergency percutaneous coronary intervention：the RENO Study. J Am Coll Cardiol 2007；49：1283-1288.

6) Jurado-Roman A, Hernandez-Hernandez F, Garcia-Tejada J, Granda-Nistal C, Molina J, Velazquez M, Albarran A, Tascon J：Role of hydration in contrast-induced nephropathy in patients who underwent primary percutaneous coronary intervention. Am J Cardiol 2015；115：1174-1178.

7) Mueller C, Buerkle G, Buettner HJ, Petersen J, Perruchoud AP, Eriksson U, Marsch S, Roskamm H：Prevention of contrast media-associated nephropathy：randomized comparison of 2 hydration regimens in 1620 patients undergoing coronary angioplasty. Arch Intern Med 2002；162：329-336.

8) Nijssen EC, Rennenberg RJ, Nelemans PJ, Essers BA, Janssen MM, Vermeeren MA, Ommen VV, Wildberger JE：Prophylactic hydration to protect renal function from intravascular iodinated contrast material in patients at high risk of contrast-induced nephropathy（AMACING）：a prospective, randomised, phase 3, controlled, open-label, non-inferiority trial. Lancet 2017；389：1312-1322.

9) Wrobel W, Sinkiewicz W, Gordon M, Wozniak-Wisniewska A：Oral versus intravenous hydration and renal function in diabetic patients undergoing percutaneous coronary interventions. Kardiol Pol 2010；68：1015-1020.

10) Akyuz S, Karaca M, Kemaloglu Oz T, Altay S, Gungor B, Yaylak B, Yazici S, Ozden K, Karakus G, Cam N：Efficacy of oral hydration in the prevention of contrast-induced acute kidney injury in patients undergoing coronary angiography or intervention. Nephron Clin Pract 2014；128：95-100.

11) Kong DG, Hou YF, Ma LL, Yao DK, Wang LX：Comparison of oral and intravenous hydration strategies for the prevention of contrast-induced nephropathy in patients undergoing coronary angiography or angioplasty：a random-

ized clinical trial. Acta Cardiol 2012 ; 67 : 565-569.

12) Taylor AJ, Hotchkiss D, Morse RW, McCabe J : PREPARED : Preparation for Angiography in Renal Dysfunction : a randomized trial of inpatient vs outpatient hydration protocols for cardiac catheterization in mild-to-moderate renal dysfunction. Chest 1998 ; 114 : 1570-1574.

13) Dussol B, Morange S, Loundoun A, Auquier P, Berland Y : A randomized trial of saline hydration to prevent contrast nephropathy in chronic renal failure patients. Nephrol Dial Transplant 2006 ; 21 : 2120-2126.

14) Zoungas S, Ninomiya T, Huxley R, Cass A, Jardine M, Gallagher M, Patel A, Vasheghani-Farahani A, Sadigh G, Perkovic V : Systematic review : sodium bicarbonate treatment regimens for the prevention of contrast-induced nephropathy. Ann Intern Med 2009 ; 151 : 631-638.

15) Meier P, Ko DT, Tamura A, Tamhane U, Gurm HS : Sodium bicarbonate-based hydration prevents contrast-induced nephropathy : a meta-analysis. BMC Med 2009 ; 7 : 23.

16) Kanbay M, Covic A, Coca SG, Turgut F, Akcay A, Parikh CR : Sodium bicarbonate for the prevention of contrast-induced nephropathy : a meta-analysis of 17 randomized trials. Int Urol Nephrol 2009 ; 41 : 617-627.

17) Hogan SE, L'Allier P, Chetcuti S, Grossman PM, Nallamothu BK, Duvernoy C, Bates E, Moscucci M, Gurm HS : Current role of sodium bicarbonate-based preprocedural hydration for the prevention of contrast-induced acute kidney injury : a meta-analysis. Am Heart J 2008 ; 156 : 414-421.

18) Joannidis M, Schmid M, Wiedermann CJ : Prevention of contrast media-induced nephropathy by isotonic sodium bicarbonate : a meta-analysis. Wien Klin Wochenschr 2008 ; 120 : 742-748.

19) Navaneethan SD, Singh S, Appasamy S, Wing RE, Sehgal AR : Sodium bicarbonate therapy for prevention of contrast-induced nephropathy : a systematic review and meta-analysis. Am J Kidney Dis 2009 ; 53 : 617-627.

20) Trivedi H, Nadella R, Szabo A : Hydration with sodium bicarbonate for the prevention of contrast-induced nephropathy : a meta-analysis of randomized controlled trials. Clin Nephrol 2010 ; 74 : 288-296.

21) Brar SS, Hiremath S, Dangas G, Mehran R, Brar SK, Leon MB : Sodium bicarbonate for the prevention of contrast induced-acute kidney injury : a systematic review and meta-analysis. Clin J Am Soc Nephrol 2009 ; 4 : 1584-1592.

22) Tamai N, Ito S, Nakasuka K, Morimoto K, Miyata K, Inomata M, Yoshida T, Suzuki S, Murakami Y, Sato K : Sodium bicarbonate for the prevention of contrast-induced nephropathy : the efficacy of high concentration solution. J Invasive Cardiol 2012 ; 24 : 439-442.

23) Brar SS, Shen AY, Jorgensen MB, Kotlewski A, Aharonian VJ, Desai N, Ree M, Shah AI, Burchette RJ : Sodium bicarbonate vs sodium chloride for the prevention of contrast medium-induced nephropathy in patients undergoing coronary angiography : a randomized trial. JAMA 2008 ; 300 : 1038-1046.

24) Ueda H, Yamada T, Masuda M, Okuyama Y, Morita T, Furukawa Y, Koji T, Iwasaki Y, Okada T, Kawasaki M, Kuramoto Y, Naito T, Fujimoto T, Komuro I, Fukunami M : Prevention of contrast-induced nephropathy by bolus injection of sodium bicarbonate in patients with chronic kidney disease undergoing emergent coronary procedures. Am J Cardiol 2011 ; 107 : 1163-1167.

25) Tamura A, Goto Y, Miyamoto K, Naono S, Kawano Y, Kotoku M, Watanabe T, Kadota J : Efficacy of single-bolus administration of sodium bicarbonate to prevent contrast-induced nephropathy in patients with mild renal insufficiency undergoing an elective coronary procedure. Am J Cardiol 2009 ; 104 : 921-925.

26) Motohiro M, Kamihata H, Tsujimoto S, Seno T, Manabe K, Isono T, Sutani Y, Yuasa F, Iwasaka T : A new protocol using sodium bicarbonate for the prevention of contrast-induced nephropathy in patients undergoing coronary angiography. Am J Cardiol 2011 ; 107 : 1604-1608.

27) Lee SW, Kim WJ, Kim YH, Park SW, Park DW, Yun SC, Lee JY, Kang SJ, Lee CW, Lee JH, Choi SW, Seong IW, Suh J, Cho YH, Lee NH, Cheong SS, Yoo SY, Lee BK, Lee SG, Hyon MS, Shin WY, Lee SW, Jang JS, Park SJ : Preventive strategies of renal insufficiency in patients with diabetes undergoing intervention or arteriography (the PREVENT Trial). Am J Cardiol 2011 ; 107 : 1447-1452.

28) Vasheghani-Farahani A, Sadigh G, Kassaian SE, Khatami SM, Fotouhi A, Razavi SA, Mansournia MA, Yamini-Sharif A, Amirzadegan A, Salarifar M, Sadeghian S, Davoodi G, Borumand MA, Esfehani FA, Darabian S : Sodium bicarbonate plus isotonic saline versus saline for prevention of contrast-induced nephropathy in patients undergoing coronary angiography : a randomized controlled trial. Am J Kidney Dis 2009 ; 54 : 610-618.

29) Vasheghani-Farahani A, Sadigh G, Kassaian SE, Khatami SM, Fotouhi A, Razavi SA, Mansournia MA, Kazemisaeid A, Soleimani A, Pourhosseini HR, Alidoosti M, Hajizeinali AM, Hoseini K, Nematipour E : Sodium bicarbonate in preventing contrast nephropathy in patients at risk for volume overload : a randomized controlled trial. J Nephrol 2010 ; 23 : 216-223.

30) Shavit L, Korenfeld R, Lifschitz M, Butnaru A, Slotki I : Sodium bicarbonate versus sodium chloride and oral N-acetylcysteine for the prevention of contrast-induced nephropathy in advanced chronic kidney disease. J Interv Cardiol 2009 ; 22 : 556-563.

31) Maioli M, Toso A, Leoncini M, Micheletti C, Bellandi F : Effects of hydration in contrast-induced acute kidney injury after primary angioplasty : a randomized, controlled trial. Circ Cardiovasc Interv 2011 ; 4 : 456-462.

32) Manari A, Magnavacchi P, Puggioni E, Vignali L, Fiaccadori E, Menozzi M, Tondi S, Robotti S, Ferrari D, Valgimigli M : Acute kidney injury after primary angioplasty : effect of different hydration treatments. J Cardiovasc Med

7

造影剤腎症の予防法：輸液

101

（Hagerstown）2014；15：60-67.

33）Gomes VO, Lasevitch R, Lima VC, Brito FS, Jr., Perez-Alva JC, Moulin B, Arruda A, Oliveira D, Caramori P：Hydration with sodium bicarbonate does not prevent contrast nephropathy：a multicenter clinical trial. Arq Bras Cardiol 2012；99：1129-1134.

34）Boucek P, Havrdova T, Oliyarnyk O, Skibova J, Pecenkova V, Pucelikova T, Sarkady D：Prevention of contrast-induced nephropathy in diabetic patients with impaired renal function：a randomized, double blind trial of sodium bicarbonate versus sodium chloride-based hydration. Diabetes Res Clin Pract 2013；101：303-308.

35）Solomon R, Gordon P, Manoukian SV, Abbott JD, Kereiakes DJ, Jeremias A, Kim M, Dauerman HL, Investigators BT：Randomized Trial of Bicarbonate or Saline Study for the Prevention of Contrast-Induced Nephropathy in Patients with CKD. Clin J Am Soc Nephrol 2015；10：1519-1524.

36）Klima T, Christ A, Marana I, Kalbermatter S, Uthoff H, Burri E, Hartwiger S, Schindler C, Breidthardt T, Marenzi G, Mueller C：Sodium chloride vs. sodium bicarbonate for the prevention of contrast medium-induced nephropathy：a randomized controlled trial. Eur Heart J 2012；33：2071-2079.

37）Weisbord SD, Gallagher M, Jneid H, Garcia S, Cass A, Thwin SS, Conner TA, Chertow GM, Bhatt DL, Shunk K, Parikh CR, McFalls EO, Brophy M, Ferguson R, Wu H, Androsenko M, Myles J, Kaufman J, Palevsky PM, Group PT：Outcomes after Angiography with Sodium Bicarbonate and Acetylcysteine. N Engl J Med 2018；378(7)：603-614.

38）Krasuski RA, Beard BM, Geoghagan JD, Thompson CM, Guidera SA：Optimal timing of hydration to erase contrast-associated nephropathy：the OTHER CAN study. J Invasive Cardiol 2003；15：699-702.

39）Bader BD, Berger ED, Heede MB, Silberbaur I, Duda S, Risler T, Erley CM：What is the best hydration regimen to prevent contrast media-induced nephrotoxicity? Clin Nephrol 2004；62：1-7.

40）Maioli M, Toso A, Leoncini M, Gallopin M, Tedeschi D, Micheletti C, Bellandi F：Sodium bicarbonate versus saline for the prevention of contrast-induced nephropathy in patients with renal dysfunction undergoing coronary angiography or intervention. J Am Coll Cardiol 2008；52：599-604.

41）Briguori C, Airoldi F, D'Andrea D, Bonizzoni E, Morici N, Focaccio A, Michev I, Montorfano M, Carlino M, Cosgrave J, Ricciardelli B, Colombo A：Renal Insufficiency Following Contrast Media Administration Trial(REMEDIAL)：a randomized comparison of 3 preventive strategies. Circulation 2007；115：1211-1217.

42）Briguori C, Visconti G, Focaccio A, Airoldi F, Valgimigli M, Sangiorgi GM, Golia B, Ricciardelli B, Condorelli G, Investigators RI：Renal Insufficiency After Contrast Media Administration Trial II (REMEDIAL II)：RenalGuard System in high-risk patients for contrast-induced acute kidney injury. Circulation 2011；124：1260-1269.

43）Marenzi G, Ferrari C, Marana I, Assanelli E, De Metrio M, Teruzzi G, Veglia F, Fabbiocchi F, Montorsi P, Bartorelli AL：Prevention of contrast nephropathy by furosemide with matched hydration：the MYTHOS(Induced Diuresis With Matched Hydration Compared to Standard Hydration for Contrast Induced Nephropathy Prevention)trial. JACC Cardiovasc Interv 2012；5：90-97.

7章 アブストラクトテーブル

文献番号	論文著者/研究デザイン	対象・対照	検査法/評価時期・方法	結 果
1	Eisenberg RL, et al：Am J Med 1980；68：43-46. エビデンスレベル：V	対象：脳血管造影 53 例 腹部および末梢血管造影 47 例 対照：歴史的文献（文献 3） 介入：造影中に生理食塩液 550 mL＋ヘパリン化生理食塩液 250 mL/h	評価時期：24 時間後 評価方法：SCr 値 1 mg/dL 上昇	介入群：CIN 0% 対照群：CIN 12% 備考：24 時間後の評価
2	Eisenberg RL, et al：Am J Rentgenol 1981；136：859-861. エビデンスレベル：V	対象：頭部造影 295 例 腹部・末梢血管造影 242 例 前向き研究 対照：歴史的文献（文献 3） 介入：造影中に生理食塩液 550 mL＋術中にヘパリン化生理食塩液 250 mL/h	評価時期：24 時間後 評価方法：SCr 値 50% 上昇または 1.0 mg/dL 上昇 BUN 50%上昇また 20 mg/dL 上昇	介入群：CIN 発症なし 対照群：CIN 12% 備考：生理食塩液静注 vs. 文献
3	Swartz RD, et al：Am J Med 1978；65：31-37. エビデンスレベル：V	対象：腹部，下肢などの血管造影 109 例 対照：なし 介入：5%ブドウ糖 80 mL/h を造影中に投与	評価時期：48 時間以内 評価方法：SCr 値 50% 以上または 1.0 mg/dL 以上の上昇 BUN 20 mg/dL 以上の上昇	介入群：CIN 12% 対照群：なし
4	Trivedi HS, et al：Nephron Clin Pract 2003；93：C29-C34. エビデンスレベル：II	対象：n＝53 冠動脈造影 CCr 79 除外基準 CCr＜20 対照：n＝27，12 時間前から造影終了後 12 時間まで生理食塩液投与 SCr 1.14　CCr 76 介入：n＝26 無制限の飲水 SCr 1.27，CCr 83	評価時期：48 時間後 評価方法：SCr がベースラインより 0.5 mg/dL 上昇	介入群：CIN 9 例 34.6% 対照群：CIN 1 例 3.7% 統計的な有意差の有無：p＝0.005 備考：生理食塩液 vs. 飲水
5	Reico-Mayoral A, et al：J Am Coll Cardiol 2007；49：1283-1288. RENO study エビデンスレベル：II	対象：正常腎機能　eGFR 75 mL/min/1.73 m² 対照：PCI 後　生理食塩液 1 mL/kg/h　12 時間 介入：154 mEq/L 重曹 CAG 前　5 mL/kg/h 1 時間，CAG 後　1.5 mL/kg/h　12 時間	評価時期：造影剤使用後 1〜3 日目 評価方法：SCr がベースラインより 0.5 mg/dL 上昇	介入群：イベント 1/56 CIN 1.8% 対照群：イベント 12/55（21.8%） 統計的な有意差の有無：0.20, 95%CI 0.08〜0.31, p＝0.0009
6	Jurado-Román A, et al：Am J Cardiol 2015；115：1174-1178. エビデンスレベル：II	対象：ST 上昇型の急性心筋梗塞に対して緊急 PCI を施行した 408 例 対照：非点滴群 介入：生理食塩液 1 mL/kg/h を PCI 開始時から 24 時間後まで	1）1 次エンドポイント 介入してから 3 日以内の 25%あるいは 0.5 mg/dL の SCr 上昇 2）2 次エンドポイント CIN 発症と総死亡・透析・入院期間の関係	1）非点滴群 21.1%，点滴群 10.8% 有意差あり 2）非点滴群 vs. 点滴群 総死亡（15.2% vs. 2.8%） 透析施行（13.4% vs. 0%） 有意差あり
7	Mueller C, et al：Arch Intern Med 2002；162：329-336. エビデンスレベル：II	対象：CAG　n＝1,620 対照：生理食塩液群 n＝809 　　平均年齢 64 歳 　　SCr 0.92 mg/dL 　　CCr 84 介入：0.45%生理食塩液 　　n＝811 　　平均年齢 64 歳 　　SCr 0.93 mg/dL 　　CCr 84	評価時期：48 時間以内 評価方法：SCr がベースラインより 0.5 mg/dL 上昇	介入群：0.7%，95%CI 0.1〜1.4% 対照群：2%，95%CI 1.0〜3.1% 統計的な有意差の有無：p＝0.04 備考：1 カ月以内の死亡 生理食塩液群 0.4%，0.45% 生理食塩液群 1.1% p＝0.35

文献番号	論文著者/研究デザイン	対象・対照	検査法/評価時期・方法	結　果
8	Nijssen EC, el al：Lancet 2017；389：1312-1322. エビデンスレベル：Ⅱ	対象：待機的造影剤を使用したeGFR 30〜59 mL/min/1.73 m²の660例 対照：生理食塩液 3〜4 mL/kg前後4時間 or 1 mL/kg前後12時間 介入：輸液なし	評価：2〜6日以内のSCr値25%以上上昇ないしは44 μmol/L上昇	CIN 輸液群：2.7% 非輸液群：2.6% 有意差なし
9	Wróbel W, et al：Kardiol Pol 2010；68：1015-1020. エビデンスレベル：Ⅱ	対象：n=102　平均年齢67歳 CAG 対照：生理食塩液群 n=52 　　　平均年齢67.3歳 生理食塩液 1 mL/kgにてCAG前6時間，後12時間投与 CCr 70.3 介入：飲水群 n=50 　　　平均年齢63.7歳 　　　飲水 1 mL/kg/h	評価時期：72時間後 評価方法：腎機能CCr	介入群：CCr 73.5 対照群：CCr 65.63 統計的な有意差の有無：NS
10	Akyuz S, et al：Nephron Clin Pract 2014；128：95-100. エビデンスレベル：Ⅱ	対象：待機的にCAG/PCIを施行した腎機能正常もしくはCKD stage 1〜2患者225例 対照：生理食塩液 1 mL/kg/h前後12時間静脈点滴 介入：湧き水または水道水を12時間前（最低でも2時間前）から12時間後まで飲水	評価：48時間以内のSCr 0.5 mg/dL以上または25%以上の増加	CIN 経口補液群：6.9% 点滴群：7.3% 有意差なし
11	Kong DG, et al：Acta Cardiol 2012；67(5)：565-569. エビデンスレベル：Ⅱ	対象：待機的CAG/PCIを行う腎機能正常患者（SCr<110 μmol/L≒1.24 mg/dL）120例 対照：前12時間，後24時間 1 mL/kg/hの生理食塩液 介入： 1）手技前2時間で500 mLの飲水＋後24時間で2,000 mLの飲水 2）手技後24時間で2,000 mLの飲水	評価：2〜3日のSCr 0.5 mg/dL以上または25%以上の増加	CIN 点滴群：5.0% 1）飲水：7.5% 2）飲水：5.0% 有意差なし
12	Taylor AJ, et al：Chest 1998；114：1570-1574. エビデンスレベル：Ⅱ	対象：CAG　n=36 PREPARED 対照：生理食塩液群 n=18 　　　平均年齢71歳 　　　SCr 1.74 mg/dL 　　　CCr 48 介入：経口飲水群 n=18 　　　平均年齢69歳 　　　SCr 1.75 mg/dL 　　　CCr 49	評価時期：48時間以内 評価方法：SCrの最大変化量	介入群：0.12 mg/dL（95%CI 0.01〜0.24） 対照群：0.21 mg/dL（95%CI 0.02〜0.39） 統計的な有意差の有無：p=NS 備考：PREPARD

文献番号	論文著者/研究デザイン	対象・対照	検査法/評価時期・方法	結 果
13	Dussol B, et al：Nephrol Dial Transplant 2006；21：2120-2126. エビデンスレベル：Ⅱ	対象：造影検査を受けたCKD患者 対照：生理食塩液群　n＝77 6時間前より15 mL/kg/h SCr 1.67 mg/dL CCr 38 介入：経口食塩摂取群 n＝76 1 g/10 kgの食塩を治療開始前2日間負荷する. SCr 1.83 mg/dL, CCr 33	評価時期：48時間以内 評価方法：SCrがベースラインより0.5 mg/dL上昇	介入群：CIN 5例 6.6%，95%CI 2.2〜14.7 対照群：CIN 4例 5.2%，95%CI 1.4〜2.8 統計的な有意差の有無：p＝ns 備考：フロセミド使用群でCIN 15.2%，95%CI 8.1〜25.0，p＜0.05
14	Zoungas S, et al：Ann Intern Med 2009；151：631-638. エビデンスレベル：Ⅰ	対象：1950年から2008年23論文(査読論文9，抄録14)症例数18〜502 3,563例 平均SCr 0.8〜2.0 mg/dL RCTで重曹輸液を評価したもの. 対照：生理食塩液による輸液 1,762例 イベント数242 介入：重曹輸液1,801例 イベント数151	評価方法：SCr 0.5 mg/dL以上または25%以上の増加	介入群：イベント数151 対照群：イベント数242 統計的な有意差の有無：RR 0.62，95%CI 0.45〜0.86，p＝0.05 備考：透析導入，心不全，死亡に関しては差がない.各研究の間にheterogeniety がある.
15	Meier P, et al：BMC Med 2009；7：23. エビデンスレベル：Ⅰ	対象：1990年から2008年17論文(8出版論文，9抄録)2,633症例 造影剤腎症発症をエンドポイントとして重曹輸液と生理食塩液を比較したRCT 対照：生理食塩液による輸液 1,306例 イベント数175 介入：重曹輸液1,327例 イベント数109	評価方法：SCr 0.5 mg/dL以上または25%以上の増加	介入群：イベント数109 対照群：イベント数175 統計的な有意差の有無：OR 0.52，95%CI 0.34〜0.80，p＝0.003 備考：透析導入(p＝0.20)，死亡(p＝0.53)に関しては差がない.
16	Kanbay M, et al：Int Urol Nepjrol 2009；41：617-627. エビデンスレベル：Ⅰ	対象：1985年から2008年17論文(8出版論文，9抄録)2,448症例 造影剤腎症発症をエンドポイントとして重曹輸液と生理食塩液を比較したRCT 対照：生理食塩液による輸液 1,223例 イベント数178 介入：重曹輸液1,225例 イベント数101	評価方法：SCr 0.5 mg/dL以上または25%以上の増加	介入群：イベント数101 対照群：イベント数178 統計的な有意差の有無：RR 0.54，95%CI 0.36〜0.83，p＝0.05
17	Hogan SE, et al：Am Heart J 2008；156：414-421. エビデンスレベル：Ⅰ	対象：2000年から2007年7論文1,307症例 造影剤腎症発症をエンドポイントとして重曹輸液と生理食塩液を比較したRCT 対照：生理食塩液による輸液 659例 介入：重曹輸液648例	評価方法：SCr 0.5 mg/dL以上または25%以上の増加	介入群：イベント数48/648(7.4%) 対照群：イベント数96/659(14.6%) 統計的な有意差の有無：RR 0.37，95%CI 0.18〜0.714，p＝0.05 備考：透析導入(p＝0.97)，死亡(p＝0.31)に関しては差がない.

文献番号	論文著者/研究デザイン	対象・対照	検査法/評価時期・方法	結　果
18	Joannidis M, et al：Wien Klin Wochenschr 2008；120：742-748. エビデンスレベル：Ⅰ	対象：9 論文 2,043 例 造影剤腎症発症をエンドポイントとして重曹輸液と生理食塩液を比較した RCT 対照：生理食塩液による輸液 899 例 　　イベント数 127 介入：重曹輸液 944 例 　　イベント数 73	評価方法：SCr 0.5 mg/dL 以上または 25%以上の増加	介入群：イベント数 73/944（7.7%） 対照群：イベント数 127/899（14.1%） 統計的な有意差の有無：0.45，95%CI 0.26～0.79 備考：透析導入（OR 0.50，p＝0.2），心不全（0.85，p＝0.7），死亡（RR 0.51，p＝0.3）に関しては差がない.
19	Navaneethan SD, et al：Am J Kidney Dis 2009；53：617-627. エビデンスレベル：Ⅰ	対象：1966 年から 2008 年 12 論文 1,854 例 造影剤腎症発症をエンドポイントとして重曹輸液と生理食塩液を比較した RCT 対照：生理食塩液による輸液 823 例 　　イベント数 128 介入：重曹輸液 829 例 　　イベント数 75	評価方法：SCr 0.5 mg/dL 以上または 25%以上の増加	介入群：イベント数 128 対照群：イベント数 75 統計的な有意差の有無：OR 0.46，95%CI 0.26～0.82，p＝0.008 備考：透析導入（OR 0.50，p＝0.2），心不全（0.85，p＝0.7），死亡（RR 0.51，p＝0.3）に関しては差がない.
20	Trivedi H, et al：Clin Nephrol 2010；74：288-296. エビデンスレベル：Ⅰ	対象：1950 年から 2008 年 10 論文（査読論文 10）1,090 症例 対照：生理食塩液による輸液 542 例 介入：重曹輸液 548 例	評価方法：SCr 0.5 mg/dL 以上または 25%以上の増加	統計的な有意差の有無：0.57，95%CI 0.38～0.85
21	Brar SS, et al：Clin J Am Soc Nephrol 2009；4：1584-1592. エビデンスレベル：Ⅰ	対象：1966 年から 2008 年 14 論文 2,290 例 対照：n＝1,136 生理食塩液投与 介入：n＝1,154 重曹投与	評価方法：SCr 0.5 mg/dL 以上または 25%以上の増加	100 例以上 NAC および輸液量が同等の 8 試験，重曹群 n＝945，生理食塩液群 n＝945 で比較する. 統計的な有意差の有無：OR 0.85，95%CI 0.62～1.17，p＝0.32
22	Tamai N, et al：J Invasive Cardiol 2012；24（9）：439-442. エビデンスレベル：Ⅲ	対象：冠動脈造影を施行した eGFR 60 mL/min/1.73 m^2 以下の患者 123 例 点滴：造影剤使用前 1 時間：3 mL/kg/h，造影剤使用後 7 時間：1 mL/kg/h 対照：重曹 160 mEq/L（23 例） 介入：重曹 833 mEq/L（87 例）	評価：造影剤使用後 3 時間における尿 pH（各群 10 例および対照群 5 例） 造影剤腎症の発症：造影剤使用後 48 時間における SCr 0.5 mg/dL 以上または 25%以上の増加	高濃度重曹群で造影剤使用後 3 時間における尿 pH は高値であり，造影剤腎症の発症率は低率（高濃度群 0.00% vs. 低濃度群 17.3%，p＝0.005）
23	Brar SS, et al：JAMA 2008；300：1038-1046. エビデンスレベル：Ⅱ	対象：GFR<60 mL/min/1.73 m^2 対照：生理食塩液 CAG 前 3 mL/kg/h　1 時間，CAG 後 1.5 mL/kg/h　12 時間 介入：130 mEq/L 重曹 CAG 前 3 mL/kg/h　1 時間＋NAC 2,400 mg，CAG 後 1.5 mL/kg/h　4 時間	評価時期：造影剤使用後 1～4 日目 評価方法：eGFR がベースラインより 25%低下	介入群：イベント 21/158 CIN 13.3% 対照群：イベント 24/165 CIN 14.6% 統計的な有意差の有無：0.94，95%CI 0.55～1.60，p＝0.82

文献番号	論文著者/研究デザイン	対象・対照	検査法/評価時期・方法	結　果
24	Ueda H, et al：Am J Cardiol 2011；107：1163-1167. エビデンスレベル：Ⅱ	対象：PCI を受けた CKD 患者 192 例（SCr>1.1 mg/dL または eGFR<60 mL/min/1.73 m²） 対照：生理食塩液 0.5 mL/kg ボーラス投与 29 例, 平均年齢 75 歳 SCr 1.51 mg/dL, eGFR 38.7 mL/min/1.73 m² 介入：メイロン 0.5 mL/kg の一時的投与 30 例, 平均年齢 77 歳 SCr 1.32 mg/dL, eGFR 42.4 mL/min/1.73 m²	評価時期：造影剤使用後 2 日目 評価方法：SCr 0.5 mg/dL 以上または 25%以上の増加	介入群：CIN 1/30（3.3%） 対照群：CIN 8/29（27.6%） 統計的な有意差の有無：RR 0.12, 95%CI 0.016～0.91, p=0.01 備考：緊急時の PCI で, メイロンを 0.5 mL/kg ボーラス注射することは有効である.
25	Tamura A, et al：Am J Cardiol 2009；104：921-925. エビデンスレベル：Ⅱ	対象：CAG　n=144 SCr 1.1～2.0 mg/dL 対照：生理食塩液群 n=72 　　　平均年齢 73.3 歳 　　　SCr 1.38, 　　　eGFR 38.2 12 時間前から終了後 12 時間まで 1 mL/kg/h 介入：重曹群 n=7 　　　平均年齢 72.3 歳 SCr 1.36 mg/dL, eGFR 40.0 mL/min/1.73 m² メイロン 20 mL を造影の 5 分前にボーラスで投与	評価時期：72 時間以内 評価方法：SCr 0.5 mg/dL 以上または 25%以上の増加	介入群：CIN 1.4% 対照群：CIN 12.5% 統計的な有意差の有無：p=0.017 備考：メイロン 20 mL を直前にボーラス投与
26	Motohiro M, et al：Am J Cardiol 2011；107：1604-1608. エビデンスレベル：Ⅱ	対象：2004～2007 年に CAG または PCI eGFR<60 mL/min/1.73 m² 対照：生理食塩液群 n=77 造影前後 12 時間 1 mL/kg/h 介入：造影前後 12 時間 生理食塩液 1 mL/kg/h であるが, 造影前 3 時間から造影終了後 6 時間まで重曹液 1 mL/kg/h を投与	評価時期：48 時間以内 評価方法： 一次エンドポイント：SCr 0.5 mg/dL 以上または 25%以上の増加 二次エンドポイント：1 日, 2 日の SCr の変化および eGFR の変化	介入群：CIN 2.6% 対照群：CIN 7.7% 統計的な有意差の有無：p=0.012
27	Lee SW, et al：Am J Cardiol 2011；107：1447-1452. エビデンスレベル：Ⅱ	対象：2008～2009 年, 糖尿病で SCr 1.1 mg/dL 以上または eGFR<60 mL/min/1.73 m² 両群とも NAC 2,400 mg を 2 日前から服用 対照：生理食塩液群 n=189 前後 12 時間 1 mL/kg/h 介入：重曹群 n=193 造影 1 時間前から 3 mL/kg/h, 造影中と終了後 6 時間まで 1 mL/min/1.73 m²	評価時期：48 時間 評価方法：SCr 0.5 mg/dL 以上または 25%以上の増加	介入群：CIN 9.0% 対照群：CIN 5.3% 統計的な有意差の有無：p=0.17 備考：重曹群が比較的ボーラス

文献番号	論文著者/研究デザイン	対象・対照	検査法/評価時期・方法	結　果
28	Vasheghani-Ferahani A, et al：Am J Kidney Dis 2009；54：610-618. エビデンスレベル：Ⅱ	対象：SCr＞1.5 mg/dL で PCI を行わない CAG を受けた 265 例 2007 年から 2008 年にテヘランの心臓センターを受診 対照：生理食塩液　開始前 1 時間 3 mL/kg/h 終了後 1 mL/min/h 6 時間 n＝135，平均年齢 63.8 歳 SCr 1.66 mg/dL, eGFR 45.4 介入：重曹群　生理食塩液 1 L に 8.4％ 重曹 75 mL 追加 CAG 開始前 1 時間 3 mL/kg/h 終了後 1 mL/kg/h 6 時間 n＝135　年齢 62.9 歳 SCr 1.63 mg/dL, eGFR 46.4	評価時期：造影剤使用 48 時間後 評価方法：SCr 0.5 mg/dL 以上または 25％以上の増加	介入群：CIN 7 例（5.9％） 対照群：CIN 9 例（7.4％） p＝0.60 統計的な有意差の有無：OR 1.26，95％CI 0.5～3.4 備考：5 日後，生理食塩液 6.6％，重曹群 8.5％
29	Vasheghani-Farahani A, et al：J Nephrol 2010；23：216-223. エビデンスレベル：Ⅱ	対象：2007～2008 年に CAG を受けた 72 例 SCr≧1.5 mg/dL の CAG 患者 コントロール不良の高血圧，非代償性心不全，肺水腫を除く 対照：0.45％食塩液群，n＝36 CAG 開始 1 時間前 3 mL/kg CAG 終了後 6 時間 1 mL/min 介入：0.45％食塩液＋重曹群 n＝36 CAG 開始 1 時間前 3 mL/kg CAG 終了後 6 時間 1 mL/min	評価時期：造影剤使用 48 時間 評価方法：SCr 0.5 mg/dL 以上または 25％以上の増加	介入群：CIN 2 例（6.1％） 対照群：CIN 2 例（6.3％） 統計的な有意差の有無：OR 0.97，95％CI 0.13～7.3
30	Shavit L, et al：J Interv Cardiol 2009；22：556-563. エビデンスレベル：Ⅱ	対象：n＝93　15＜eGFR＜60 NAC 1,200 mg 対照：生理食塩液＋NAC 群 n＝42 CAG 前後の 12 時間 1 mL/kg/h SCr 1.75 mg/dL 介入：重曹群，n＝51 CAG 開始 1 時間前 3 mL/kg CAG 終了後 6 時間 1 mL/min/kg SCr 1.90 mg/dL	評価時期：造影剤使用後 48 時間以内 評価方法：SCr がベースラインより 0.5 mg/dL 上昇	介入群：48 時間後の SCr 1.80，95％CI 0.86～5.30 対照群：SCr 1.75，95％CI 1.15～3.75 統計的な有意差の有無：NS

文献番号	論文著者/研究デザイン	対象・対照	検査法/評価時期・方法	結　果
31	Maioli M, et al：Circ Cardiovasc Interv 2011；4(5)：456-462. エビデンスレベル：Ⅱ	対象：ST 上昇型心筋梗塞 450 例，初回 PCI，腎機能の制限なし．透析患者除外 平均 SCr 値：1.08～1.10 mg/dL，＞1.5 mg/dL：7～9％，平均 eGFR(MDRD)：74～78 mL/min，≦60 mL/min：22～30％ 対照：輸液なし 介入： 1) 後輸液群：生理食塩液(1 mL/kg/h) PCI 直後から 12 時間 2) 前輸液群：救急室で重曹急速静注(3 mL/kg)＋後輸液	評価：3 日以内の SCr 0.5 mg/dL 以上または 25％以上の増加	CIN： 輸液無群：27.3％ 後輸液群：22.7％ 前輸液群：12％ 輸液量 960 mL 以下で 3.1 倍の CIN リスク
32	Manari A, et al：J Cardiovasc Med (Hagerstown) 2014；15 (1)：60-67. エビデンスレベル：Ⅱ	対象：初回経皮的冠動脈形成術を施行した ST 上昇型心筋梗塞患者 592 例 対照・介入： グループ A(151 例) 0.9％生理食塩液：1 mL/kg/h×12 時間 グループ B(142 例) 0.9％生理食塩液：3 mL/kg/h×1 時間＋1 mL/kg/h×11 時間 グループ C(145 例) 重曹 154 mEq/L：1 mL/kg/h×12 時間 グループ D(154 例) 重曹 154 mEq/L：3 mL/kg/h×1 時間＋1 mL/時 h×11 時間	評価：72 時間以内における急性腎障害(SCr 25％上昇)	CIN： グループ A：19.2％ グループ B：19.0％ グループ C：16.6％ グループ D：17.5％ 有意差なし
33	Gomes VO, et al：Arq Bras Cardiol 2012；99 (6)：1129-1134. エビデンスレベル：Ⅱ	対象：SCr 1.2 mg/dL 以上もしくは eGFR 50 mL/min/1.73 m^2 未満の選択的冠動脈造影もしくは経皮的冠動脈形成術を施行した患者 301 例 輸液：造影剤使用前 1 時間：3 mL/kg/h，造影剤使用後 6 時間：1 mL/kg/h 対照：生理食塩液 介入：重曹 154 mEq/L	評価：48 時間における SCr 0.5 mg/dL 上昇	CIN： 生理食塩液：6.0％ 重曹：6.1％ 有意差なし
34	Boucek P, et al： Diabetes Res Clin Pract 2013；101：303-308. エビデンスレベル：Ⅱ	対象：腎機能障害(100 μmol/L≦SCr≦500 μmol/L，末期腎臓病・透析・移植患者は除外)のある糖尿病患者 120 例 輸液：3 mL/kg/h で 1 時間前から点滴し，造影剤使用後 1 mL/kg/h で 6 時間後まで点滴 対照：生理食塩液 介入：重曹 154 mEq/L	評価：2 日以内の SCr 0.5 mg/dL 以上または 25％以上の増加	CIN： 生理食塩液：8.5％ 重曹：11.5％ 有意差なし

文献番号	論文著者/研究デザイン	対象・対照	検査法/評価時期・方法	結　果
35	Solomon R, et al：Clin J Am Soc Nephrol 2015；10：1519-1524.	対象：eGFR<45 mL/min/1.73 m²，冠動脈造影または末梢動脈造影患者 391 例 輸液：造影検査 1 時間前より 5 mL/kg/h，検査後 1.5 mL/kg/h で 4 時間点滴 対照：生理食塩液 介入：重曹 154 mEq/L	1）死亡，透析，30〜180 日以内の e-GFR 20％以上低下 2）入院期間，死亡率，死亡までの期間，透析までの期間，ベースラン SCr から 1 日，3 日の SCr 値変化	1）重曹群 14.9％，生理食塩液群 16.3％　有意差なし CIN 発症率，重曹群 13.3％，生理食塩液群 9.2％　有意差なし
36	Klima T, et al：Eur Heart J 2012；33（16）：2071-2079. エビデンスレベル：Ⅱ	対象：原疾患を問わず腎機能障害患者＋造影剤使用，計 273 例 SCr 値：女性＞93 mmol/L，男性＞117 mmol/L eGFR（MDRD）：<60 mL/min/1.73 m² 対照・介入：3 群比較 A）生理食塩液（1 mL/kg/h）：使用前日の午後 8 時から，使用後 12 時間 B）重曹（7h）：使用直前 1 時間 166 mEq/L 重曹急速静注（3 mL/kg）＋後輸液 166 mEq/L 重曹（1 mL/kg/h）使用後 6 時間 C）重曹（短時間）：使用直前 20 分 166 mEq/L 重曹急速静注（3 mL/kg）＋使用開始時 500 mg 重曹内服（1 カプセル/10 kgBW）ミネラル水 100〜200 cc＋使用後 6 時間以内にミネラル水 500 mL	評価： 1）48 時間以内の eGFR の最大変化 2）48 時間以内の SCr 0.5 mg/dL 以上または 25％以上の増加	eGFR 最大変化：A（＋4）＞B（＋0.1）＝C（＋1.4）有意差あり CIN 発症率：A-1％，B-9％，C-10％ 有意差あり
37	Weisbord SD, et al：N Engl J Med 2018；378（7）：603-614. エビデンスレベル：Ⅱ	対象：待機的血管造影を行った eGFR 15〜59.9 mL/min/1.73 m²の 5,177 例 対照・介入：生理食塩液と重曹，NAC と偽薬，2×2 の 4 群比較検討	評価： 1）1 次エンドポイント 90 日までの総死亡，透析，SCr 値基準値≧50％ 2）2 次エンドポイント 3〜5 日目の SCr 値基準値≧25％以上，あるいは基準値から 0.5 mg/dL 以上の上昇	1） 生理食塩液：4.7％ 重曹：4.4％ NAC：4.6％ 偽薬：4.5％ 2）CIN 生理食塩液：8.3％ 重曹：9.5％ NAC：9.1％ 偽薬：8.7％ いずれも 4 群間で有意差なし
38	Krasuski RA, et al：J Invasive Cardiol 2003；15：699-702. エビデンスレベル：Ⅱ	対象：n=63 対照：0.45％生理食塩液群 n=26 例 CAG 12 時間前 1 mL/kg CAG 終了後 12 時間 1 mL/min/kg SCr 1.8〜1.9 mg 介入：生理食塩液群ボーラス群 n=37 例 CAG 前 250 mL を 20 分前に受ける. SCr 1.8〜1.9		介入群：10.8％ 対照群：0％ 統計的な有意差の有無：p=0.136

文献番号	論文著者/研究デザイン	対象・対照	検査法/評価時期・方法	結　果
39	Bader BD, et al：Clin Nephrol 2004；62：1-7. エビデンスレベル：Ⅱ	対象：n＝39　平均年齢65歳 SCr 0.9 mg/dL，GFR 110 対照：n＝19，生理食塩液2,000 mL をCAG前後12時間で静注 介入：n＝20 生理食塩液300 mL を直前にボーラスで投与	評価時期：48時間後 評価方法： ①GFR の変化率 ②CIN	介入群：GFR 減少率34.6 mL/min/1.73 m^2 CIN 15.0% 対照群：GFR 減少率18.3 mL/min/1.73 m^2 CIN 5.3% 統計的な有意差の有無：p＝0.605
40	Maioli M, et al：J Am Coll Cardiol 2008；52：599-604. エビデンスレベル：Ⅱ	対象：eCCr＜60 mL/min のCAG 患者502例 NAC 600 mg 対照：生理食塩液1 mL/kg/h CAG 前後12時間 n＝252　平均年齢74歳 SCr 1.20 mg/dL，CCr 42 mL/min 介入：重曹154 mEq/L を含むブドウ糖液 CAG 前3 mL/kg/h　1時間 1 mL/kg/h　6時間	評価時期：造影剤使用後5日以内 評価方法： ①SCr がベースラインより0.5 mg/dL 上昇 ②SCr がベースラインより25%上昇	介入群：SCr 0.5 mg/dL 以上の上昇11.5% 対照群：SCr 0.5 mg/dL 以上の上昇10.0% 統計的な有意差の有無：p＝0.60 備考：SCr がベースラインより25%上昇 生理食塩液群20.6% 重曹群15.2% p＝0.13
41	Briguori C, et al：Circulation 2007；115：1211-1217. エビデンスレベル：Ⅱ	対象：n＝351 SCr≧2.0 g/dL またはMDRD 式でeGFR＜40 mL/min/1.73 m^2 NAC 1,200 mg/day 対照：生理食塩液群　n＝111 1 mL/kg　前後12時間 平均年齢71歳 SCr 1.95，eGFR 35 介入：重曹群，n＝108 造影前3 mL/kg で1時間 造影後6時間 平均年齢70歳 SCr 2.04，eGFR 32	評価時期：48時間後 評価方法：SCr がベースラインより25%上昇	介入群：CIN 11 症例9.9% 対照群：CIN 2 症例1.9% 統計的な有意差の有無：p＝0.019 備考：REMEDIAL 術前の重曹輸液が短い. 生理食塩液＋NAC＋VitC 群CIN 10.3%
42	Briguori C, et al：Circulation 2011；124：1260-1269. エビデンスレベル：Ⅱ	対象： GFR≦30 mL/min/1.73 m^2 またはrisk score 11以上 対照：重曹群 n＝146 造影前1時間3 mL/kg, 終了後4時間1 mL/kg 平均年齢75歳 SCr 1.79 eGFR 32 介入：生理食塩液輸液による強制利尿群　尿量300 mL/h 以上，n＝146 造影前で1時間　造影後4時間 平均年齢76歳 SCr 1.80，eGFR 32	評価時期：48時間後 評価方法：CI-AKI はSCr 0.3 mg/dL 上昇	介入群：CI-AKI 16 症例11% 対照群：CI-AKI 30 症例20.5% 統計的な有意差の有無：OR 0.47，95%CI 0.24〜0.92

文献番号	論文著者/研究デザイン	対象・対照	検査法/評価時期・方法	結　果
43	Marenzi G, et al：JACC Cardiovasc Interv 2012；5：90–97. エビデンスレベル：Ⅱ	対象： GFR≦60 mL/min/1.73 m^2 対照：通常治療群 n＝83 造影前 12 時間　1 mL/kg, 終了後 12 時間 1 mL/kg 平均年齢 74 歳 SCr 1.7，eGFR 41 介入：生理食塩液輸液による 300 mL/h 以上の強制利尿 n＝87 造影前で 1 時間　造影後 4 時間 平均年齢 76 歳 SCr 1.80，eGFR 32	評価時期：72 時間後 評価方法：SCr がベースラインより 25％上昇	介入群：CIN 4 症例 4.6％ 対照群：CIN 15 症例 18％ 統計的な有意差の有無：RR 0.31，95％CI 0.11〜0.89，p＝0.03

　造影剤による腎障害の発症機序として，腎血管収縮，腎虚血，活性酸素による腎障害などが想定されている．そのため，血管拡張作用のある薬剤や抗酸化作用のある薬剤が造影剤による腎障害を予防，軽減するのではないかと期待され，多くの臨床研究が行われてきた．研究の多くは冠動脈造影など，経動脈的な投与を対象としたものであり，造影 CT などの経静脈的な投与法を対象にした研究は少ない．現時点で CIN の予防効果が確立している薬物療法はなく，ガイドライン委員会終了後に出版された ESUR の造影剤ガイドラインにおいても，造影剤腎症の発症を予防するために薬物療法を行うことは推奨されていない．

CQ⑧-1

CIN 発症予防に N-アセチルシステイン（NAC）投与は推奨されるか？

▶ 回 答

　CIN 発症予防としての NAC 投与は推奨しない．

エビデンスレベル I　**推奨グレード C2**

解 説　CQ⑧-1

　CIN の発症機序として，血管収縮による腎血流量の低下と腎髄質の低酸素状態，さらに活性酸素による障害が想定されている．そのため，抗酸化作用のある NAC，アスコルビン酸，炭酸水素ナトリウム，スタチンや，血管拡張作用や腎血流増加作用のある hANP，dopamine，fenoldopam，prostaglandin，theophylline などによる CIN 発症予防効果が期待され，多くの臨床研究が行われてきた．残念ながら，現時点で高いエビデンスで有効性が証明されたものはない．

　NAC は抗酸化薬であり，アセトアミノフェンによる肝障害に対する有効性が示され，日米ともに保険適用となっている．NAC は，抗酸化作用に加えて血管拡張作用も有する．さらに動物実験では心筋保護，腎保護作用があることも示されており，ヒトに対しても NAC の CIN 予防効果が期待された．Tepel らが，NAC（600 mg の NAC 1 日 2 回経口服用）の CIN 予防効果を報告して以降，多くの RCT ならびにメタ解析が実施された．

　2011 年から 2017 年に新たに 21 件の RCT が実施されている[1~21]．米国医療研究品質庁（Agency for Healthcare Research and Quality：AHRQ）は造影剤腎症の予防法に関するメタ解析を実施したが，その中には NAC の有効性を検討した 54 件の RCT が含まれている[22]．生理食塩液の補液単独群と，生理食塩液＋NAC 投与群の比較では，NAC は造影剤腎症の発症を軽減した．しかし，その臨床的意義が境界域であること，対象となった研究のプロトコールや質に大きな差があることなどから，標準的な予防策として推奨するにはエビデンスが十分でないと結論づけている．同様に 54 件の RCT を対象にメタ解析を実施した Subramaniam らの報告も，NAC を造影剤腎症予防に使用することを推奨するにはエビデンスが不十分であるとし

ている[23]．わが国でのNAC投与の保険適用はアセトアミノフェンによる肝障害であり，造影剤腎症予防は保険適用外である．現時点ではCIN発症予防としてのNAC投与の有効性を示すエビデンスは不十分であり，CIN発症予防目的の使用は推奨しない．

しかし，腎障害が高度で，造影剤腎症の発症リスクが高い集団に対するNACの効果に関しては，今後の重要な研究課題である．

CQ⑧-2

CIN 発症予防に hANP 投与は推奨されるか？

▶ 回答

CIN 発症予防としての hANP 投与は推奨しない．
エビデンスレベルⅡ　推奨グレード C2

解説 CQ⑧-2

hANPはNa利尿作用，糸球体輸入細動脈拡張作用，抗レニン，抗アルドステロン作用などを有する内因性のペプチドで，心臓外科術後の急性腎障害に対する有用性が報告されている．CINに対する予防効果に関しては否定的な報告が多い．hANPの造影剤腎臓予防効果に関する新たな研究はわが国から2件報告されているが，投与量が異なり，有効性に関しても一致していない[24,25]．冠動脈造影を対象としたBNPの効果を検討したRCTは3件報告されており，BNP投与によって造影剤発症リスクが軽減することを示しているが，わが国ではBNP製剤は市販されていない[26〜28]．

現時点ではCINの発症予防としてのhANP投与は推奨しない．

CQ⑧-3

CIN 発症予防にアスコルビン酸投与は推奨されるか？

▶ 回答

CIN 発症予防としてのアスコルビン酸投与は推奨しない．
エビデンスレベルⅠ　推奨グレード C2

解説 CQ⑧-3

アスコルビン酸は，種々の活性酸素に対し抗酸化作用を有するとともに，ほかの抗酸化薬の増強効果もある．CINの予防効果に関しては，10件のRCTがあり，このうち6件は2011年以降に実施されている[11,16,29〜36]．すべて冠動脈造影を対象としたもので，造影CTなどの経静脈的なヨード造影剤投与を対象にしたものはない．AHRQは8件，Subramanianらは6件のRCTを対象としたメタ解析を行っているが，有効性に関しては統計的に有意差がないうえ，エビデンスの強さも低いと結論づけている[22,23]．現時点ではアスコルビン酸投与は，標準的予防法としては推奨しない．

CIN 発症予防にスタチン投与は推奨されるか？

▶ 回答

CIN 発症予防としてのスタチン投与は推奨しない.

エビデンスレベル I　推奨グレード C2

解説 CQ⑧-4

　スタチンは抗酸化作用, 抗炎症作用など多面的な作用があるため CIN に対する予防効果が期待されている. スタチンの CIN 予防効果に関してプラセボを対象とした RCT は 8 件, うち 7 件は 2011 年以降に報告されている[37~44]. 対象は冠動脈造影など侵襲的診断・処置目的に造影剤が投与される心疾患患者であり, 腎機能も正常範囲 (eGFR $>$ 60 mL/min/1.73 m^2) を含む研究が多い. 腎機能障害患者を対象としてスタチンとプラセボを比較した研究は 2 件のみで, いずれも侵襲的診断法が対象となっている. 心血管病患者に対するスタチンの CIN 予防効果に関するメタ解析では, バイアスリスクが無視できず, 今後の研究が重要と結論付けられている[22,23]. 造影 CT など腎障害患者の非侵襲的診断法を対象とした RCT はみあたらない.

　現時点では CIN 発症予防としてのスタチン投与の有効性を示すエビデンスは不十分であり, 保険適用外でもあり推奨しない. ただし, 心血管病患者がヨード造影剤を使用する際に, 心血管保護を目的としたスタチン投与を妨げるものではない.

文献

1) Yang K, Liu W, Ren W, Lv S：Different interventions in preventing contrast-induced nephropathy after percutaneous coronary intervention. Int Urol Nephrol 2014；46：1801-1807.

2) Yeganehkhah MR, Iranirad L, Dorri F, Pazoki S, Akbari H, Miryounesi M, Vahedian M, Nazeri A, Hosseinzadeh F, Vafaeimanesh J：Comparison between three supportive treatments for prevention of contrast-induced nephropathy in high-risk patients undergoing coronary angiography. Saudi J Kidney Dis Transpl 2014；25(6)：1217-1223.

3) Weisbord SD, Gallagher M, Kaufman J, Cass A, Parikh CR, Chertow GM, Shunk KA, McCullough PA, Fine MJ, Mor MK, Lew RA, Huang GD, Conner TA, Brophy MT, Lee J, Soliva S, Palevsky PM：Prevention of contrast-induced AKI：a review of published trials and the design of the prevention of serious adverse events following angiography (PRESERVE) trial. Clin J Am Soc Nephrol 2013；8(9)：1618-1631.

4) Traub SJ, Mitchell AM, Jones AE, Tang A, O'Connor J, Nelson T, Kellum J, Shapiro NI：N-acetylcysteine plus intravenous fluids versus intravenous fluids alone to prevent contrast-induced nephropathy in emergency computed tomography. Ann Emerg Med 2013；62：511-520. e25.

5) Thayssen P, Lassen JF, Jensen SE, Hansen KN, Hansen HS, Christiansen EH, Junker A, Ravkilde J, Thuesen L, Veien KT, Jensen LO：Prevention of contrast-induced nephropathy with N-acetylcysteine or sodium bicarbonate in patients with ST-segmentmyocardial infarction：a prospective, randomized, open-labeled trial. Circ Cardiovasc Interv 2014；7：216-224.

6) Tanaka A, Suzuki Y, Suzuki N, Hirai T, Yasuda N, Miki K, Fujita M, Tanaka T：Does N-acetylcysteine reduce the incidence of contrast-induced nephropathy and clinical events in patients undergoing primary angioplasty for acute myocardial infarction? Intern Med 2011；50：673-677.

7) Sadat U, Walsh SR, Norden AG, Gillard JH, Boyle JR：Does oral N-acetylcysteine reduce contrast-induced renal injury in patients with peripheral arterial disease undergoing peripheral angiography? A randomized-controlled study. Angiology 2011；62(3)：225-230.

8) Kama A, Yilmaz S, Yaka E, Dervisoglu E, Dogan NÖ, Erimsah E, Pekdemir M：Comparison of short-term infusion regimens of/V-acetylcysteine plus intravenous fluids, sodium bicarbonate plus intravenous fluids, and intravenous fluids alone for prevention of contrast-induced nephropathy in the emergency department. Acad Emerg Med 2014；21：615-622.

9) Jaffery Z, Verma A, White CJ, Grant AG, Collins TJ, Grise MA, Jenkins JS, McMullan PW, Patel RA, Reilly JP, Thorn-

ton SN, Ramee SR：A randomized trial of intravenous/V-acetylcysteine to prevent contrast induced nephropathy in acute coronary syndromes. Catheter Cardiovasc Interv 2012；79：921-926.

10) Hsu TF, Huang MK, Yu SH, Yen DH, Kao WF, Chen YC, Huang MS：N-acetylcysteine for the Prevention of Contrast-induced Nephropathy in the Emergency Department. Intern Med 2012；51：2709-2714.

11) Habib M, Hillis A, Hammad A：N-acetylcysteine and/or ascorbic acid versus placebo to prevent contrast-induced nephropathy in patients undergoing elective cardiac catheterization：The NAPCIN trial；A single-center, prospective, randomized trial. Saudi J Kidney Dis Transpl 2016；27(1)：55-61.

12) Gunebakmaz O, Kaya MG, Koc F, Akpek M, Kasapkara A, Inanc MT, Yarlioglues M, Calapkorur B, Karadag Z, Oguzhan A：Does nebivolol prevent contrastinducednephropathy in humans? Clin Cardiol 2012；35：250-254.

13) Erturk M, Uslu N, Gorgulu S, Akbay E, Kurtulus G, Akturk IF, Akgul O, Surgit O, Uzun F, Gul M, Isiksacan N, Yildirim A：Does intravenous or oral high-dose/V-acetylcysteine in addition to saline prevent contrast-induced nephropathy assessed by cystatin C? Coron Artery Dis 2014；25：111-117.

14) Droppa M, Desch S, Blase P, Eitel I, Fuernau G, Schuler G, Adams V, Thiele H：Impact of N-acetylcysteine on contrast-induced nephropathy defined by cystatin C in patients with ST-elevation myocardial infarction undergoing primary angioplasty. Clin Res Cardiol 2011；100：1037-1043.

15) Chong E, Poh KK, Lu Q, Zhang JJ, Tan N, Hou XM, Ong HY, Azan A, Chen SL, Chen JY, Ali RM, Fang WY, Lau TW, Tan HC：Comparison of combination therapy of high-dose oral N-acetylcysteine and intravenous sodium bicarbonate hydration with individual therapies in the reduction of Contrast-induced Nephropathy during Cardiac Catheterisation and Percutaneous Coronary Intervention(CONTRAST)：A multi-centre, randomised, controlled trial. Int J Cardiol 2015；201：237-242.

16) Brueck M, Cengiz H, Hoeltgen R, Wieczorek M, Boedeker RH, Scheibelhut C, Boening A：Usefulness of/V-acetylcysteine or ascorbic acid versus placebo to prevent contrast-induced acute kidney injury in patients undergoing elective cardiac catheterization：a single-center, prospective, randomized, double-blind, placebo-controlled trial. J Invasive Cardiol 2013；25：276-283.

17) ACT Investigators：Acetylcysteine for prevention of renal outcomes in patients undergoing coronary and peripheral vascular angiography：main results from the randomized Acetylcysteine for Contrast-induced nephropathy Trial (ACT). Circulation 2011；124：1250-1259.

18) Awal A, Ahsan SA, Siddique MA, Banerjee S, Hasan Ml, Zaman SM, Arzu J, Subedi B：Effect of hydration with or without n-acetylcysteine on contrast induced nephropathy in patients undergoing coronary angiography and percutaneous coronary intervention. Mymensingh Med J 2011；20：264-269.

19) Aslanger E, Uslu B, Akdeniz C, Polat N, Cizgici Y, Oflaz H：Intrarenal application of N-acetylcysteine for the prevention of contrast medium-induced nephropathy in primary angioplasty. Coron Artery Dis 2012；23：265-270.

20) Koc F, Ozdemir K, Kaya MG, Dogdu O, Vatankulu MA, Ayhan S, Erkorkmaz U, Sonmez O, Aygul MU, Kalay N, Kayrak M, Karabag T, Alihanoglu Y, Gunebakmaz O：Intravenous N-acetylcysteine plus high-dose hydration versus high-dosehydration and standard hydration for the prevention of contrast-induced nephropathy：casis-a multicenter prospective controlled trial. Int J Cardiol 2012；155：418-423.

21) Alioglu E, Saygi S, Turk U, Kirilmaz B, Tuzun N, Duman C, Tengiz I, Yildiz S, Ercan E：N-acetylcysteine in preventing contrast-induced nephropathy assessed by cystatin C. Cardiovasc Ther 2013；31：168-173.

22) Agency for Healthcare Research and Quality. Contrast-induced nephropathy：comparative effectiveness of preventive measures. Comparative Effectiveness Review Number 156. AHRQ Publication No. 15(16)-EHC023-EF, 2016

23) Subramaniam RM, Suarez-Cuervo C, Wilson RF, Turban S, Zhang A, Sherrod C, Aboagye J, Eng J, Choi MJ, Hutfless S, Bass EB：Effectiveness of Prevention Strategies for Contrast-Induced Nephropathy：A Systematic Review and Meta-analysis. Ann Intern Med 2016；164(6)：406-441.

24) Morikawa S, Sone T, Tsuboi H, Mukawa H, Morishima I, Uesugi M, Morita Y, Numaguchi Y, Okumura K, Murohara T：Renal Protective Effects and the Prevention of Contrast-induced Nephropathy by Atrial Natriuretic Peptide. J Am Coll Cardiol 2009；53：1040-1046.

25) Okumura N, Hayashi M, Imai E, Ishii H, Yoshikawa D, Yasuda Y, Goto M, Matsuo S, Oiso Y, Murohara T：Effects of Carperitide on Contrast-Induced Acute Kidney Injury with a Minimum Volume of Contrast in Chronic Kidney Disease Patients. Nephron Extra 2012；2：303-310.

26) Xing K, Fu X, Wang Y, Li W, Gu X, Hao G, Miao Q, Li S, Jiang Y, Fan W, Geng W：Effect of rhBNP on renal function in STEMI-HF patients with mild renal insufficiency undergoing primary PCI. Heart Vessels 2016；31：490-498.

27) Liu J, Xie Y, He F, Gao Z, Hao Y, Zu X, Chang L, Li Y.：Recombinant Brain Natriuretic Peptide for the Prevention of Contrast-Induced Nephropathy in Patients with Chronic Kidney Disease Undergoing Nonemergent Percutaneous Coronary Intervention or Coronary Angiography：A Randomized Controlled Trial. Biomed Res Int 2016；2016：5985327.

28) Liu JM, Xie YN, Gao ZH, Zu XG, Li YJ, Hao YM, Chang L：Brain Natriuretic Peptide for Prevention of Contrast-Induced Nephropathy After Percutaneous Coronary Intervention or Coronary Angiography. Can J Cardiol 2014；30：1607-1612.

29) Boscheri A, Weinbrenner C, Botzek B, Reynen K, Kuhlisch E, Strasser RH：Failure of ascorbic acid to prevent con-

trastmedia induced nephropathy in patients with renal dysfunction. Clin Nephrol 2007 ; 68(5) : 279-286.

30) Dvorsak B, Kanic V, Ekart R, Bevc S, Hojs R : Ascorbic Acid for the prevention of contrast-induced nephropathy after coronary angiography in patients with chronic renal impairment : a randomized controlled trial. Ther Apher Dial 2013 ; 17(4) : 384-390.

31) Spargias K, Alexopoulos E, Kyrzopoulos S, Iokovis P, Greenwood DC, Manginas A, Voudris V, Pavlides G, Buller CE, Kremastinos D, Cokkinos DV : Ascorbic acid prevents contrastmediated nephropathy in patients with renal dysfunction undergoing coronary angiography or intervention. Circulation 2004 ; 110(18) : 2837-2842.

32) Zhou L, Chen H : Prevention of contrastinduced nephropathy with ascorbic acid. Intern Med 2012 ; 51(6) : 531-535.

33) Albbatain MA, Almasood A, Alshurafah H, Alamri H, Tamim H : Efficacy of ascorbic acid, Nacetylcysteine, or combination of both on top of saline hydration versus saline hydration alone on prevention of contrastinduced nephropathy : A prospective randomized study. J Interv Cardiol 2013 ; 26(1) : 90-96.

34) Briguori C, Airoldi F, D'Andrea D, Bonizzoni E, Morici N, Focaccio A, Michev I, Montorfano M, Carlino M, Cosgrave J, Ricciardelli B, Colombo A : Renal Insufficiency Following Contrast Media Administration Trial(REMEDIAL) : a randomized comparison of 3 preventive strategies. Circulation 2007 ; 115(10) : 1211-1217.

35) Jo SH, Koo BK, Park JS, Kang HJ, Kim YJ, Kim HL, Chae IH, Choi DJ, Sohn DW, Oh BH, Park YB, Choi YS, Kim HS : N-acetylcysteine versus Ascorbic acid for preventing contrast-Induced nephropathy in patients with renal insufficiency undergoing coronary angiography NASPI study-a prospective randomized controlled trial. Am Heart J 2009 ; 157(3) : 576-583.

36) Komiyama K, Ashikaga T, Inagaki D, Miyabe T, Arai M, Yoshida K, Miyazawa S, Nakada A, Kawamura I, Masuda S, Nagamine S, Hojo R, Aoyama Y, Tsuchiyama T, Fukamizu S, Shibui T, Sakurada H : Sodium Bicarbonate-Ascorbic Acid Combination for Prevention of Contrast-Induced Nephropathy in Chronic Kidney Disease Patients Undergoing Catheterization. Circ J 2017 ; 81(2) : 235-240.

37) Abaci O, Arat Ozkan A, Kocas C, Cetinkal G, Sukru Karaca O, Baydar O, Kaya A, Gurmen T : Impact of rosuvastatin on contrast-induced acute kidney injury in patients at high risk for nephropathy undergoing elective angiography. Am J Cardiol 2015 ; 115(7) : 867-871.

38) Qiao B : Rosuvastatin attenuated contrast-induced nephropathy in diabetes patients with renal dysfunction. Int J Clin Exp Med 2015 ; 8(2) : 2342-2349.

39) Sanei H : Short term high dose atorvastatin for the prevention of contrast-induced nephropathy in patients undergoing computed tomography angiography. ARYA Atheroscler 2014 ; 10(5) : 252-258.

40) Han Y, Zhu G, Han L, Hou F, Huang W, Liu H, Gan J, Jiang T, Li X, Wang W, Ding S, Jia S, Shen W, Wang D, Sun L, Qiu J, Wang X, Li Y, Deng J, Li J, Xu K, Xu B, Mehran R, Huo Y : Short-term rosuvastatin therapy for prevention of contrast-induced acute kidney injury in patients with diabetes and chronic kidney disease. J Am Coll Cardiol 2014 ; 63(1) : 62-70.

41) Yun KH, Lim HJ, Hwang KB, Woo SH, Jeong JW, Kim YC, Joe DY, Ko JS, Rhee SJ, Lee EM, Oh SK : Effect of High Dose Rosuvastatin Loading before Percutaneous Coronary Intervention on Contrast-Induced Nephropathy. Korean Circ J 2014 ; 44(5) : 301-306.

42) Li W, Fu X, Wang Y, Li X, Yang Z, Wang X, Geng W, Gu X, Hao G, Jiang Y, Fan W, Wu W, Li S : Beneficial effects of high-dose atorvastatin pretreatment on renal function in patients with acute ST-segment elevation myocardial infarction undergoing emergency percutaneous coronary intervention. Cardiology 2012 ; 122(3) : 195-202.

43) Patti G, Ricottini E, Nusca A, Colonna G, Pasceri V, D'Ambrosio A, Montinaro A, Di Sciascio G : Short-term, high-dose Atorvastatin pretreatment to prevent contrast-induced nephropathy in patients with acute coronary syndromes undergoing percutaneous coronary intervention(from the ARMYDA-CIN [atorvastatin for reduction of myocardial damage during angioplasty-- contrast-induced nephropathy] trial. Am J Cardiol 2011 ; 108(1) : 1-7.

44) Jo SH, Koo BK, Park JS, Kang HJ, Cho YS, Kim YJ, Youn TJ, Chung WY, Chae IH, Choi DJ, Sohn DW, Oh BH, Park YB, Choi YS, Kim HS : Prevention of radiocontrast medium-induced nephropathy using short-term high-dose simvastatin in patients with renal insufficiency undergoing coronary angiography(PROMISS)trial--a randomized controlled study. Am Heart J 2008 ; 155(3) : 499. e1-8.

8章　アブストラクトテーブル

文献番号	論文著者/研究デザイン	対象・対照	検査法/評価時期・方法	結果
1	Yang K, et al：Int Urol Nephrol 2014；46（9）：1801-1807. エビデンスレベル：Ⅱ	CAGやPCIを有する18歳以上（GFR＜30除く） 対照A：生理食塩液投与群 対照B：重曹投与群 対象C：NAC＋生理食塩液投与群 対象D：NAC＋重曹投与群	評価時期：造影剤使用72時間後 評価方法：SCr 0.5 mg/dL以上または25%以上増加	対照A：5（3.11%） 対照B：8（5.03%） 対象C：7（4.46%） 対象D：8（5.33%） 統計的な有意差の有無：0.238
2	Yaganehkhah MR, et al：Saudi J Kidney Dis Transpl 2014；25（6）：1217-1223.	冠動脈造影 対象：NAC＋生理食塩液 50例 対照A：重曹　50例 対照B：生理食塩液　50例	造影剤投与後48時間のCr 25%以上の増加	対象A：12.0% 対象B：14.0% 対照C：14.0% 統計的な有意差の有無：0.94
3	Weisbord SD et al：Clin J Am Soc Nephrol 2013；8（9）：1618-1631.	GFR＜60未満でDMありかGFR＜45未満の患者 対象A：NAC＋重曹投与群 対象B：NAC＋生理食塩液投与群 対照C：重曹投与＋プラセボ 対象D：生理食塩液投与＋プラセボ	評価時期：90日 評価方法：SCr 0.5 mg/dL以上または25%以上増加	NAC vs プラセボ群 9.1%　vs　8.7% 統計的な有意差の有無：0.88
4	Traub SB, et al：Ann Emerg Med 2013；62：511-520. e25	造影CTを受ける患者 対象：NAC　185例 対照：生理食塩液　172例	48～72時間でSCr 0.5 mg/dL以上または25%以上増加	対象：14（7.6%） 対照：12（7.0%）
5	Thayssen P, et al：Circ Cardiovasc Interv 2014；7：216-224.	STEMIに対するPCI 対照A：NAC　32例 対照B：重曹投与群　33例 対象C：NAC＋重曹　33例 対象D：生理食塩液　43例	造影剤投与3日以内のSCr値の25%以上の増加	統計的な有意差なし
6	Tanaka A, et al：Intern Med 2011；50（7）：673-677.	STEMIでPCIを受けた患者 対象：NAC 対照：プラセボ	評価時期：72時間 評価方法：SCr 0.5 mg/dL以上または25%以上増加	対象：NAC：2（5.3%） 対照：プラセボ：5（13.2%） 統計的な有意差の有無：0.21
7	Sadat U, et al：Angiology 2011；62：225-230.	PADで血管造影を受けた患者 対象：NAC＋生理食塩液 対照：生理食塩液	評価時期：24～48時間以内 評価方法：SCr 0.5 mg/dL以上または25%以上増加	対象：1 対照：3 統計的な有意差の有無：0.33
8	Kama A, et al：Acad Emerg Med 2014；21：615-622.	救急外来での造影CT 対象A：経口NAC　36例 対照B：重曹　36例 対照C：生理食塩液　43例	造影剤投与後48～72時間のSCr 0.5 mg/dL以上または25%以上増加	対象A：7（19.4%） 対象B：4（11.1%） 対照C：5（14.2%） 統計的な有意差の有無：0.60
9	Jaffery Z, et al：Catheter Cardiovasc Interv 2012；79：921-926.	急性冠症候群に対する冠動脈造影 対象：NAC　206例 対照：プラセボ　192例	72時間でSCr値の25%以上の増加	対象：16% 対照：13% 統計的な有意差の有無：p＝0.40
10	Hsu TF, et al：Intern Med 2012；51：2709-2714.	救急外来での造影CT 対象：NAC　106例 対照：103例	48～72時間でSCr 0.5 mg/dL以上または25%以上の増加	対象：7.5% 対照：14.6% 統計的な有意差の有無：p＝0.042

文献番号	論文著者/研究デザイン	対象・対照	検査法/評価時期・方法	結果
11	Habib M, et al：Saudi J Kidney Dis Transpl 2016；27(1)：55-61.	虚血性心疾患，PAD を有し，CIN リスクが一つでもある症例（70 歳以上，SCr＞1.5 mg/dL，心不全，DM，造影剤量≧300 mL） 対象 A：処置前 1,200 mg，処置後 3,600 mg の NAC 内服の 30 例 対象 B：少量 NAC（処置前 600 mg，処置後 100 mg）＋アスコルビン酸の 30 例 対照 C：プラセボ群の 45 例	評価時期：48 時間以内 評価方法：SCr 0.5 mg/dL 以上または 25%以上増加	対象：A　2(6.66%) 対象：B　5(16.66%) 対照：C　8(17.77%) 統計的な有意差の有無：0.001
12	Guineabakmaz O, et al：Clin Cardiol 2012；35：250-254.	冠動脈造影 対象 A：NAC　40 例 対象 B：nebivolol　40 例 対照 C：補液のみ　40 例	2，5 日目の SCr 0.5 mg/dL 以上または 25%以上増加	対象 A：9(22.5%) 対象 B：8(20.0%) 対照 C：11(27.5%) 統計的な有意差の有無：0.72
13	Erturk M, et al：Coron Artery Dis 2014 Mar；25(2)：111-117.	GFR60 以下の血管内操作を受ける患者 対照 A：生理食塩液投与群 対象 B：経口 NAC＋生理食塩液投与群 対照 C：静注 NAC＋生理食塩液投与群	評価時期：24 時間，48 時間 評価方法：SCr 0.5 mg/dL 以上または 25%以上増加	対照 A：7(6.8%) 対象 B：14(13.7%) 対照 C：13(12.7%) 統計的な有意差の有無：0.231
14	Droppa M, et al：Clin Res Cardiol 2011；100：1037-1043.	STEMI で PCI を受けた患者 対象：NAC＋生理食塩液 対照：生理食塩液	評価時期：72 時間 評価方法：SCr 0.5 mg/dL 以上または 25%以上増加	対象：74.6% 対照：70.4% 統計的な有意差の有無：0.46
15	Chong E, et al：Int J Cardiol 2015；201：237-242.	21 歳以上で GFR：15〜60 mL/min/1.73m^2 対象 A：経口 NAC 投与群 対照 B：重曹投与群 対照 C：NAC＋重曹投与群	評価期間：48 時間以内 評価方法：SCr 0.5 mg/dL 以上または 25%以上増加	対象 A：10(6.5%) 対照 B：19(12.8%) 対照 C：16(10.6%) 統計的な有意差の有無： A vs. C　0.154 B vs. C　0.436 A vs. B　0.032
16	Brueck M, et al：J Invasive Cardiol 2013；25：276-283.	Cr＞1.3 mg/dL で待機的冠動脈造影．総数 520 例 対象 A：NAC 対照 B：アスコルビン酸 対照 C：プラセボ	72 時間後の SCr 値の 25%以上の増加	対象 A：27.6% 対照 B：24.5% 対照 C：32.1% A vs. C　p=0.2 B vs. C　p=0.11
17	ACT Investigators：Circulation 2011；124：1250-1259.	虚血性心疾患，PAD を有し，CIN リスクが一つでもある症例（70 歳以上，Cr＞1.5 mg/dL，心不全，DM，造影剤量≧300 mL） 対象：NAC 対照：プラセボ	評価時期：48 時間以内 評価方法：SCr 0.5 mg/dL 以上または 25%以上増加	対象：12.7% 対照：12.7% 統計的な有意差の有無：0.97
18	Awal A, et al：Mymensingh Med J 2011；20：264-269.	CAG や PCI を受けた患者 対象：NAC＋生理食塩液 対照：生理食塩液	評価時期：24〜48 時間以内 評価方法：SCr 0.5 mg/dL 以上または 25%以上増加	対象：0 対照：12 統計的な有意差の有無：0.012

文献番号	論文著者/研究デザイン	対象・対照	検査法/評価時期・方法	結果
19	Aslanger E, et al：Coron Artery Dis 2012；23：265-270.	STEMI に対する PCI 対象 A：静脈投与 NAC 108 例 対象 B：腎動脈投与 NAC 105 例 対照 C：補液のみ　99 例	72 時間での SCr 値の 25％以上の増加	対象群 A：25％ 対象群 B：22.9％ 対照群 C：23.2％ 統計的な有意差の有無：0.64
20	Koc F, et al：Int J Cardiol 2012；155：418-423.	冠動脈造影 対象 A：NAC＋大量補液 80 例 対照 B：大量補液　80 例 対照 C：通常補液　60 例	48 時間後の SCr 0.5 mg/dL 以上または 25％以上増加	対象群 A：2（2.5％） 対照群 B：13（16.3％） 対照群 C：6（10.0％）　A 対 B　p＝0.006 A 対 C：p＝0.07％
21	Alioglu E, et al：Cardiovasc Ther 2013；31：168-173.	正常 GFR で心血管造影 対象：NAC，49 例 対照：64 例	48 時間以内の SCr 25％以上の増加	対象群：6 例（12.2％） 対照群：11 例（17.2％） 統計的な有意差の有無：p＝0.468
25	Okumura N, et al：Nephron Extra 2012；2：303-310.	対象：hANP＋生理食塩液輸液 59 例 対照：生理食塩液輸液　53 例	検査：CAG 評価時期：2 日 評価方法：SCr 0.5 mg/dL 以上または 25％以上増加	対象群：8.5％ 対照群：5.7％ 統計的な有意差の有無：p＝0.56 20 mmHg 以上の血圧低下が対象群での CIN のリスクファクター
26	Xing K, et al：Heart Vessels 2016；31：490-498. エビデンスレベル：Ⅱ	対象：rhBNP 57 例 対照：nitroglycerin 59 例	検査：PCI 評価時期：3 日 評価方法：SCr 0.5 mg/dL 以上または 25％以上増加	対象群：12.28％ 対照群：28.81％ 統計的な有意差の有無：p＜0.05
27	Liu J, et al：Biomed Res Int 2016；2016：5985327 エビデンスレベル：Ⅱ	対象：BNP＋生理食塩液輸液 106 例 対照：生理食塩液輸液 103 例	検査：PCI or CAG 評価時期：2 日 評価方法：SCr 0.5 mg/dL 以上または 25％以上増加	対象群：6.6％ 対照群：16.5％ 統計的な有意差の有無：p＜0.05
28	Liu JM, et al：Can J Cardiol 2014；30：1607-1612. エビデンスレベル：Ⅱ	対象：rhBNP 500 例 対照：生理食塩液輸液 500 例	検査：PCI or CAG 評価時期：2 日 評価方法：SCr 0.5 mg/dL 以上または 25％以上増加	対象群：28 例（5.6％） 対照群：72 例（14.8％） 統計的な有意差の有無：p＜0.01
30	Dvorsak B：Ther Apher Dial 2013；17（4）：384-390.	SCr＞1.2 mg/dL で待期的冠動脈造影 対象：アスコルビン酸 3＋2 g 40 例 対照：41 例	CIN の発症（造影剤投与 3，4 日後のベースラインの 25％以上の SCr の上昇もしくはベースラインの 25％以上の serum cystatin C の上昇）	対象群：2 例（5％） 対照群：3 例（7.3％） 統計的な有意差の有無：p＝0.512
32	Zhou L：Intern Med 2012；51（6）：531-535.	正常 GFR で冠動脈造影 対象：アスコルビン酸 3＋2 g 74 例 対照：82 例	CIN の発症（48 時間後に SCr 0.5 mg/dL 以上または 25％以上増加）	対象群：4 例（5.4％） 対照群：6 例（6.3％） 統計的な有意差の有無：p＝0.690
33	Albabtain MA, et al：J Interv Cardiol 2013；26（1）：90-96.	SCr＞1.3 mg/dL もしくは糖尿病の患者で待期的冠動脈造影 対象：①NAC 1,200 mg 62 例　②アスコルビン酸 3＋2＋2 g 57 例　③NAC＋アスコルビン酸 58 例 対照：66 例	CIN の発症（4，5 日後に SCr 0.5 mg/dL 以上または 25％以上増加）	対象群：①NAC　3.6％　②アスコルビン酸 8.5％　③NAC＋アスコルビン酸 9.1％ 対照群：7.7％ 統計的な有意差の有無：p＝0.684

文献番号	論文著者/研究デザイン	対象・対照	検査法/評価時期・方法	結果
36	Komiyama K, et al：Circ J 2017；81(2)：235-240.	eGFR＜60 の CKD で待期的冠動脈造影　対象：アスコルビン酸 3+2 g 211 例　対照：218 例	CIN の発症 (72 時間後に SCr 0.5 mg/dL 以上または 25%以上増加)	対象群：6 例 (2.8%)　対照群：19 例 (8.7%)　統計的な有意差の有無：p＝0.008
37	Abaci O, et al：Am J Cardiol 2015；115(7)：867-871.　エビデンスレベル：II	eGFR＜60 の CKD で冠動脈ないし末梢血管造影　対象：rosuvastatin 40+20 mg, 110 例　対照：110 例	CIN の発症 (48〜72 時間後に SCr 0.5 mg/dL 以上または 25%以上増加)	対象群：6 例 (5.8%)　対照群：9 例 (8.5%)　統計的な有意差の有無：p＝0.44
38	Qiao B, et al：Int J Clin Exp Med 2015；8(2)：2342-2349.　エビデンスレベル：II	unstable angina に対し PCI を実施した患者で、T2DM, eGFR30〜89　対象：rosuvastatin 10 mg, 60 例　対照：60 例	72 時間以内の SCr 0.5 mg/dL 以上または 25%以上増加	対象群：2 例 (3.3%)　対照：対象：2 例 (3.3%)
39	Sanei H, et al：ARYA Atheroscler 2014；10(5)：252-258.	待機的 CTA の患者。冠動脈疾患、SCr＞1.5 は除外　対象：atorvastatin 80 mg, 115 例　対照：プラセボ, 121 例	48 時間以内の SCr 0.5 mg/dL 以上または 25%以上増加	対象群：4.3%　対照群：5.0%　統計的な有意差の有無：p＝0.535
40	Han Y, et al：J Am Coll Cardiol 2014；63(1)：62-70.	type 2 DM　CKD stage 2〜3 で冠動脈ないし末梢血管造影　対象：rosuvastatin 10 mg, 1,498 例　対照：1,500 例	造影剤投与 72 時間後 SCr 0.5 mg/dL 以上または 25%以上増加	対象群：2.3%　対照群：3.9%　統計的な有意差の有無：p＝0.01
41	Yun KH, et al：Korean Circ J 2014；44(5)：301-306.　エビデンスレベル：II	急性冠症候群に対する PCI 実施例　対象：rosuvastatin 40mg, 408 例　対照：416 例	CIN の発症 (72 時間以内に SCr 0.5 mg/dL 以上または 25%以上増加)	対象群：13.5%　対照群：18.8%　統計的な有意差の有無：p＝0.04
42	Li W, et al：Cardiology 2012；122(3)：195-202.	緊急 PCI を行った STEMI 患者　対象：atorvastatin 80 mg, 78 例　対照：プラセボ, 83 例	PCI 後 3 日目の CIN 発症率。SCr 0.5 mg/dL 以上または 25%以上増加	対象群：2.6%　対照群：15.7%　統計的な有意差の有無：p＝0.01
43	Patti G, et al：Am J Cardiol 2011；108：1-7.	statin 未投与の PCI を実施する NSTE-ACS 患者　対象：atorvasatin 投与群 120 例　対照：121 例	造影剤使用後 24, 48 時間の CIN の発症率。SCr 0.5 mg/dL 以上または 25%以上増加	対象群：6 例 (5.0%)　対照群：16 例 (13.2%)　統計的な有意差の有無：p＝0.046
44	Jo SH, et al：Am Heart J 2008；155(3)：499, e1-8　エビデンスレベル：II	2005/2〜2006/1 に CAG を実施した CCr＜60 の患者。simvastatin 40 mg, 12 時間ごとに 2 日間	造影剤使用 48 時間後の CIN 発症率。SCr 0.5 mg/dL 以上または 25%以上増加	対象群：3 例 (2.5%)　対照群：4 例 (3.3%)

9 造影剤腎症の予防法：血液浄化療法

CQ⑨-1

CIN 発症予防に造影剤投与後の血液浄化療法は推奨されるか？

▶回 答

CINの発症予防を目的とした造影剤投与後の血液浄化療法はCIN発症のリスクを減少させないため，血液浄化療法を推奨しない．特に血液透析は施行しないことを推奨する．

エビデンスレベルⅠ　推奨グレードD

解　説　CQ⑨-1

　CIN の発症予防を目的として造影剤投与後に行ういわゆる「造影剤抜き」の血液透析(HD)療法について 2006 年にメタアナリシスを報告した Cruz らは 2012 年にその後の報告を含めて RCT9 報, nonRCT2 報を再解析している[1]．その結論は同じく腎代替療法(RRT)は CIN の発症を減少させないというものである．リスク比は標準保存治療に比べて何らかの RRT を行った場合は RR 1.02, 95%CI 0.54～1.93，HD に限って言えばむしろリスクを増やす RR 1.61, 95%CI 1.13～2.28 となった．これ以外は検索を行った結果，腎代替療法の施行を介入とした臨床研究のうち，本 CQ について取り上げるべき報告はなく，GL2012 のステートメントを支持する結果となった．

　また既に腎機能が途絶している慢性透析患者に対する造影剤使用は高浸透圧による循環血漿量増加を含めた容量負荷の問題がなければ使用は可能であり，造影剤使用後に透析を施行する必要はない[2]．一方で AKI(急性腎障害)に対して急性血液浄化を行っている症例では，腎機能が回復する可能性がある限り造影剤使用は慎重に行うべきである．

文　献

1) Cruz DN, Goh CY, Marenzi G, Corradi V, Ronco C, Perazella MA：Renal replacement therapies for prevention of radiocontrast-induced nephropathy：a systematic review. Am J Med 2012；125：66-78. e3.
2) Younathan CM, Kaude JV, Cook MD, Shaw GS, Peterson JC：Dialysis is not indicated immediately after administration of nonionic contrast agents in patients with end-stage renal disease treated by maintenance dialysis. AJR Am J Roentgenol 1994；163：969-971.

9章　アブストラクトテーブル

文献番号	論文著者/研究デザイン	対象・対照	検査法/評価時期・方法	結　果
1	Cruz DN, et al：Am J Med 2012；125：66-78. エビデンスレベル：Ⅰ	メタアナリシス（2011年3月まで）検索した210文献中11件の定量的研究を対象	CINの発症	何らかのRRT（腎代替療法）を行った場合（RR 1.02，95%CI 0.54〜1.93），HDを行った場合（RR 1.61，95%CI 1.13〜2.28）
			慢性透析への移行	何らかのRRTを行った場合（RR 0.87，95%CI 0.33〜2.29）
2	Younathan CM, et al：Am J Roentgenol 1994；163：969-971. エビデンスレベル：Ⅱ	血液透析患者10例	非イオン性造影剤使用前後の比較 血圧，血清蛋白，血清浸透圧，体重増加	いずれの項目でも有意差なし

10 造影剤腎症発症後の治療法

CQ⑩-1

CIN 発症後の治療を目的としたループ利尿薬の投与は推奨されるか？

▶ 回 答

CIN 発症後の治療を目的としたループ利尿薬投与は，腎機能障害の進行を抑制する根拠に乏しく，むしろ有害である可能性があり推奨しない．

エビデンスレベルⅥ 推奨グレード C2

背 景

ループ利尿薬，特にその代表であるフロセミドの有する強力な利尿作用は腎機能低下時にも有効であり，体液量過剰を是正し心不全や腎うっ血の治療につながる．また利尿によって尿細管腔の閉塞を防いだり，尿細管細胞の酸素消費量を直接的に減少させたりするなど，ループ利尿薬は理論上腎保護的に作用することが期待され，乏尿性 AKI の治療に用いられてきた．

解 説 CQ⑩-1

CIN に対するループ利尿薬の効果を検討した文献を検索したところ，予防に関する臨床試験は 7 編あったが，CIN 発症後の治療については見出せなかった．2012 年ガイドラインでも CIN 患者のみを対象とした研究は見出せず，AKI 全体についての RCT において，ループ利尿薬投与による有意な効果は認められなかったことから，CIN 発症後のループ利尿薬投与を推奨していなかった．

また AKI 診療ガイドライン 2016[a] においても，体液過剰を是正する目的での使用を除き，AKI の治療としてループ利尿薬を投与しないことが提案されている．AKI を発症した時点ではすでに腎は上述したループ利尿薬の恩恵を受ける状態になく，むしろ有効循環血漿量の低下から AKI のリスクを上げる可能性がある．適切に体液量および血圧を維持し腎の循環を保つこと，腎毒性物質の曝露を回避するなどの対応をとることが優先される．

CQ⑩-2

CIN 発症後の治療を目的とした輸液療法は推奨されるか？

▶ 回 答

CIN 発症後の治療を目的とした輸液療法は体液量の低下がみられる場合を除いて推奨しない．

エビデンスレベルⅥ 推奨グレード C2

体液量の不足は腎灌流を低下させ AKI のリスクとなること，また AKI 発症後の回復が損なわれる可能性から，AKI の予防ならびに治療として輸液療法が行われる.

解　説 CQ⑩-2

本 CQ に関連した臨床試験は CIN 発症リスクの高い患者への予防策に関するものが 41 編みられたが，CIN 発症後の患者を対象としたものは見出せなかった.

AKI 診療ガイドライン 2016[a] では，輸液負荷を行っても 2〜3 日以内に腎機能が回復しない場合を輸液不応性 AKI すなわち腎性 AKI とみなし，腎前性 AKI よりも院内死亡率が高い可能性があり区別して対応することが推奨されている. すなわち，CIN においても腎血流の低下が想定される症例に対しては輸液療法を行うべきであるが，2〜3 日以内に腎機能の回復が得られない場合には腎性 AKI と判断し，過剰な輸液は控えるべきである.

さらに，ICU に入室した重症患者を対象とした観察研究において[1,2]，過剰な輸液/体液量の増加は腎機能障害の進行を抑制せず，むしろ院内死亡の独立した危険因子であることが示されたことから，2012 年版においては，輸液量は体液量を慎重に評価したうえで決定する，としていた.

本ガイドラインでは CIN 発症後の輸液療法は腎前性 AKI でない限り意義に乏しいため，体液量の低下がみられる場合を除いて推奨しない，とした.

CQ⑩-3

CIN 発症後の治療を目的とした低用量ドーパミン投与は推奨されるか？

▶ 回答

CIN 発症後の治療を目的とした低用量ドーパミン投与は，腎機能障害の進行を抑制しないため推奨しない.

エビデンスレベルⅡ　　**推奨グレード D**

低用量ドーパミン（1〜3 μg/kg/min）は "renal dose dopamine" と称され，健常人への投与により腎動脈を拡張させ，GFR とナトリウム排泄量を増加させることから，かつては腎血流量を増加させて腎機能の回復を促進する目的で，AKI 患者に用いられていた.

解　説 CQ⑩-3

CIN 発症後の低用量ドーパミン使用に関しての RCT は 2012 年ガイドラインにも引用された 1 編のみ[3] である. この PCI 後の AKI 患者（CIN 患者を多数含むと推定される）を対象とした試験では，低用量ドーパミンによる治療介入群において，SCr 値のピーク値および透析導入率が有意に高かった.

その後，適切な検出力とサンプルサイズで行われた AKI 全体における低用量ドーパミン治療に関する RCT が Bellomo らによって報告されており[4]，ICU における AKI 患者において，低

用量ドーパミンは SCr 値上昇ならびに透析導入の抑制に関して無効であった.

　また, Friedrich らは, 低用量ドーパミンが AKI の治療または予防目的で投与された 61 編の研究を対象としたメタ解析において, 生存期間の延長や腎機能の改善には寄与しないことを報告している[5]. 薬理学的にも, Lauschke らのクロスオーバー試験で[6], 低用量ドーパミン投与は健常者において腎血管抵抗(resistive index：RI)を減少させたが, AKI 患者では逆に腎血管抵抗を増加させ, 腎血流を減少させる危険性が指摘されている. AKI 診療ガイドライン 2016[a] でも AKI 全体においてその予防および治療目的に低用量ドーパミンを使用しないことを推奨している(グレード A).

　以上から, 本 CQ に対する回答として, 2012 年ガイドライン同様, CIN 発症後の低用量ドーパミン投与は腎機能障害の進行を抑制しないため推奨しない, とした.

CQ❿-4

CIN 発症後の治療を目的とした hANP 投与は推奨されるか？

▶回答

　CIN 発症後の AKI 治療を目的とした hANP 投与は, 腎機能予後・生命予後を改善するエビデンスは乏しく, 推奨しない.

エビデンスレベル I ｜ 推奨グレード D

背　景

　心房性 Na 利尿ペプチド(ANP)は, 動物実験と臨床研究より GFR を増加させ, また尿細管 Na 再吸収の抑制により利尿作用を発揮することが明らかとなった. hANP は心不全治療に汎用されているが, AKI の治療薬としても用いられている.

解　説　CQ❿-4

　CIN 患者を対象とした, hANP の治療効果を検討した研究は見出せなかった. CIN 患者を含む AKI を合併した重症患者を対象とした RCT では[7], 高用量 hANP(0.2 μg/kg/min)を 24 時間投与したところ, 透析導入のない 21 日目までの生存率, 12 日目までの透析導入および 21 日目までの死亡率に有意差は認められなかった. 乏尿を伴った患者を対象としたサブ解析では, hANP 投与により透析導入のない 21 日目までの生存率が有意に増加していた. この結果を踏まえて行われた乏尿性 AKI を合併した重症患者を対象とした RCT では[8], 透析導入のない 21 日目までの生存率, 14 日目までの透析導入および 21 日目までの死亡率に有意差は認められなかった. これらの研究では, hANP 投与開始が遅くかつ短期間であり, 高用量 hANP 投与により低血圧が多発していた. そこで開心術後の AKI 患者を対象とし, 低用量 hANP(50 ng/kg/min)を早期に, かつ長期間投与する小規模な RCT が行われた[9]. この結果では, 低用量 hANP 投与では低血圧エピソードに有意差なく, 透析導入が有意に減少していた. 2009 年に発表されたメタ解析では[10], hANP 投与による AKI の治療効果を検討した 8 個の RCT が解析され, 透析導入および死亡率に有意差は認められず, 低血圧の合併が有意に増加していた. 一方, 低用量 hANP では低血圧の頻度は増加せず, 透析導入を減少させた. なお, hANP は慢性心不全の急性増悪期を含む急性心不全に保険適用があり, 心不全治療を目的に診療の現場で広く使用されている.

以上より，CIN 発症後の hANP 投与による腎予後・生命予後改善効果は低く，本 CQ に対する回答として，CIN 発症後の AKI 治療を目的とした hANP 投与は推奨しない．AKI 診療ガイドライン 2016 では，AKI 全体の治療に対する推奨を「低用量心房性ナトリウム利尿ペプチドのエビデンスは乏しい」としている[a]．ただし，低用量 hANP が有効である可能性はあり[b]，今後の検討が期待される．

CQ⑩-5

CIN 発症後の治療を目的とした急性血液浄化療法は推奨されるか？

▶ 回答

1. CIN 発症後に急性血液浄化療法を施行することで，腎機能予後を改善するというエビデンスはないため，腎機能予後改善を目的とした急性血液浄化療法は推奨しない．

   　エビデンスレベルⅥ　推奨グレード C2

2. CIN による AKI に限らないが，体液量，電解質や酸塩基平衡異常により全身状態が著しく不良となれば，救命のために急性血液浄化療法を行うことを強く推奨する．血液浄化療法の開始時期は臨床状態や病態を広く考慮して決定すべきである．

   　エビデンスレベルⅥ　推奨グレード B

背　景

　AKI 患者に対しては，体液・溶質/電解質バランスおよび酸塩基平衡の維持，腎機能の回復促進，抗菌薬や栄養などの投与許容量の確保を目的に，急性血液浄化療法が導入される．肺水腫や高 K 血症などの合併症による血液浄化療法の導入を除き，多くの場合，その導入基準は経験的に決定されている．

解　説　CQ⑩-5

　CIN 発症後の腎機能予後・生命予後の改善を目的とした急性血液浄化療法に関する臨床試験は見当たらなかった．このため，CIN 発症後に急性血液浄化療法を施行することで，腎機能予後を改善するというエビデンスはないため，腎機能予後改善を目的とした急性血液浄化療法は推奨しない，とした．

　CIN 患者を含む乏尿性 AKI 患者に対し，生命に危険がある重篤な病態の場合に緊急的に血液浄化療法を行うことはコンセンサスが得られており，KDIGO による AKI 診療ガイドライン[b]においても，「体液量，電解質，酸塩基平衡の致死的になりうる変化がある場合は速やかに腎代替療法（RRT）を開始する（推奨グレードなし）」，と記載されている．

　以上より，CIN 発症後に急性血液浄化療法を施行することで，腎機能予後・生命予後を改善するというエビデンスはないとし，CIN による AKI に限らないが，体液量，電解質や酸塩基平衡異常により全身状態が著しく不良となれば，救命のために急性血液浄化療法を行うことを強く推奨する，とした．

　RRT としての血液浄化療法の開始時期については CIN のみを対象とした臨床試験は認めず，CIN を含む AKI に対してもメタ解析において早期の血液浄化療法の有効性は明らかではないため，血液浄化療法の開始時期は臨床状態や病態を広く考慮して決定すべきである，とした[a]．

10

造影剤腎症発症後の治療法

文　献

1) Payen D, de Pont AC, Sakr Y, Reinhart K, Vincent JL：A positive fluid balance is associated with a worse outcome in patients with acute renal failure. Crit Care 2008；12：R74.
2) Bouchard J, Soroko SB, Chertow GM, Himmelfarb J, Ikizler TA, Paganini EP, Mehta RL：Fluid accumulation, survival and recovery of kidney function in critically ill patients with acute kidney injury. Kidney Int 2009；76：422-427.
3) Abizaid AS, Clark CE, Mintz GS, Dosa S, Popma JJ, Pichard AD, Satler LF, Harvey M, Kent KM, Leon MB：Effects of dopamine and aminophylline on contrast-induced acute renal failure after coronary angioplasty in patients with preexisting renal insufficiency. Am J Cardiol 1999；83：260-263.
4) Bellomo R, Chapman M, Finfer S, Hickling K, Myburgh J：Low-dose dopamine in patients with early renal dysfunction：a placebo-controlled randomised trial. Lancet 2000；356：2139-2143.
5) Friedrich JO, Adhikari N, Herridge MS, Beyene J：Meta-analysis：low-dose dopamine increases urine output but does not prevent renal dysfunction or death. Ann Intern Med 2005；142(7)：510-524.
6) Lauschke A, Teichgraber UK, Frei U, Eckardt KU：Low-dose dopamine worsens renal perfusion in patients with acute renal failure. Kidney Int 2006；69：1669-1674.
7) Allgren RL, Marbury TC, Rahman SN, Weisberg LS, Fenves AZ, Lafayette RA, Sweet RM, Genter FC, Kurnik BR, Conger JD, Sayegh MH：Anaritide in acute tubular necrosis. N Engl J Med 1997；336：828-834.〔Ⅱ〕
8) Lewis J, Salem MM, Chertow GM, Weisberg LS, McGrew F, Marbury TC, Allgren RL：Atrial natriuretic factor in oliguric acute renal failure. Am J Kidney Dis 2000；36：767-774.〔Ⅱ〕
9) Swaerd K, Valsson F, Odencrants P, Samuelsson O, Ricksten SE：Recombinant human atrial natriuretic peptide in ischemic acute renal failure：a randomized placebo-controlled trial. Crit Care Med 2004；32：1310-1315.〔Ⅱ〕
10) Nigwekar SU, Navaneethan SD, Parikh CR, Hix JK：Atrial natriuretic peptide for management of acute kidney injury：a systematic review and meta-analysis. Clin J Am Soc Nephrol 2009；4：261-267.〔Ⅰ〕

参考文献にした二次資料

a. AKI 診療ガイドライン作成委員会（編）：AKI 診療ガイドライン 2016. 東京医学社，東京，2016
b. KDIGO Clinical Practice Guideline for Acute Kidney Injury 2012

10章　アブストラクトテーブル

文献番号	論文著者/研究デザイン	対象・対照	検査法/評価時期・方法	結果
1	Payen D, et al：Crit Care 2008；12：R74. エビデンスレベル：Ⅳb	ICU に入室した AKI（SCr≧3.5 mg/dL または尿量＜500 mL/24h）を合併した患者 1,120 例のうち 対象：60 日以内に死亡した 395 例 対照：61 日以上生存した 725 例	評価時期：2002 年 5 月 1〜15 日 評価方法：60 日目の死亡と輸液バランス	対象群：平均の輸液バランス 0.98±1.50 L/24h 対照群：平均の輸液バランス 0.15±1.06 L/24h 統計的な有意差の有無：60 日以内に死亡した対象群で有意に輸液量が多い（p＜0.001）. 備考：AKI における正の輸液バランス（1 L/24h）は 60 日死亡の独立した予測因子（HR 1.21, 95%CI 1.13〜1.28, p＜0.001）であった.
2	Bouchard J, et al：Kidney Int 2009；76：422-427. エビデンスレベル：Ⅳa	ICU に入室した重症 AKI 患者 618 例のうち 対象：AKI 診断時に輸液過剰（入院時から 10%以上の体重増加）のある患者 対照：AKI 診断時に輸液過剰（入院時から 10%以上の体重増加）のない患者	評価時期：1999 年 2 月〜2001 年 8 月 評価方法：30 日目死亡率，60 日目死亡率，退院時死亡率，腎機能回復（Cr≦0.5 mg/dL もしくは⊿Cr≦ベースライン値の 20%）率	対象群：30 日目死亡率は 37%，60 日目死亡率は 46%，退院時死亡率は 48%，腎機能回復率は 47% 対照群：30 日目死亡率は 25%，60 日目死亡率は 32%，退院時死亡率は 35%，腎機能回復率は 40% 統計的な有意差の有無：AKI 診断時に輸液過剰のある対象群で有意に死亡率が高い（30 日目 p＝0.02, 60 日目 p＝0.006, 退院時 p＝0.01）が，腎機能回復率に有意な差はなかった（p＝0.24）. 備考：AKI 患者に対する過剰な輸液は腎機回復と関連せず，むしろ死亡の独立したリスクファクターである.
3	Abizaid AS, et al：Am J Cardiol 1999；83：260-263. エビデンスレベル：Ⅱ	PCI を施行した SCr 1.5 mg/dL 以上の CKD 患者において PCI 後に CIN を発症した 72 例のうち 対象：低用量ドーパミン（2.5 μg/kg/min）＋0.45%生理食塩液を投与した 36 例 対照：0.45%生理食塩液のみを投与した 36 例	評価方法：SCr のピーク値および透析導入	対象群：SCr のピーク値は 3.7±1.3 mg/dL, 透析導入は 0 例（0%） 対照群：SCr のピーク値は 2.7±0.6 mg/dL, 透析導入 4 例（11%） 統計的な有意差の有無：低用量ドーパミンを用いた対象群で, 有意に SCr のピーク値（p＝0.01）および透析導入率（p＝0.04）が高い. 備考：CKD 患者における PCI 後の AKI 対し, 低用量ドーパミンによる腎機能改善は得られない.

造影剤腎症発症後の治療法

文献番号	論文著者/研究デザイン	対象・対照	検査法/評価時期・方法	結果
4	Bellemo R, et al：Lancet 2000；356：2139-2143.エビデンスレベル：Ⅱ	ICU における SIRS の基準を満たす AKI 患者のうち対象：ICU 在室中に中心静脈より低用量ドーパミン（2 μg/kg/min）投与を行った 161 例対照：ICU 在室中に中心静脈よりプラセボ投与を行った 163 例	評価時期：1996 年 3 月〜1999 年 4 月評価方法：SCr のピーク値	対象群：SCr のピーク値 245±144 μmol/L対照群：SCr のピーク値 249±147 μmol/L統計的な有意差の有無：SCr のピーク値は両群に統計学的有意差なし（p=0.93）備考：AKI 患者における低用量ドーパミンは腎機能を改善しない.
5	Friedrich JO, et al：Ann Intern Med 2005；142：510-524.エビデンスレベル：Ⅰ	低用量ドーパミンが AKI の治療または予防目的で投与された 61 の RCT（3,359 例）対象：低用量ドーパミン（≦5 μg/kg/min）投与対照：プラセボ投与もしくは無治療	評価方法：死亡率，RRT 導入率	統計的な有意差の有無：死亡率は 5 試験 1,387 例の pooled RR 0.96, 95% CI 0.78〜1.19, RRT 導入率は 12 試験 1,216 例の pooled RR 0.93, 95% CI 0.76〜1.15 であり，低用量ドーパミン投与による効果に有意差はなかった.備考：AKI 患者に対する低用量ドーパミン投与により 1 日目の尿量は 24%（95% CI 14〜35）増加するものの，腎機能や死亡率を改善しない.
6	Lauschke A, et al：Kidney Int 2006；69：1669-1674.エビデンスレベル：Ⅱ	ICU 入室患者 40 例のうち対象：AKI 患者 30 例対照：非 AKI 患者 10 例治療介入：低用量ドーパミン（2 μg/kg/min）とプラセボ（生理食塩液）を交互に投与	評価方法：腎動脈の resistive index（RI），pulsatility index（PI）	対象群：低用量ドーパミン投与により腎血管抵抗が増加した（RI の中央値 0.77→0.81，PI の中央値 1.64→1.79）.対照群：低用量ドーパミン投与により腎血管抵抗が低下した（RI の中央値 0.70→0.65，PI の中央値 1.20→1.07）.統計的な有意差の有無：両群ともプラセボに対して有意差あり（p<0.01）備考：サブ解析によると低用量ドーパミンによる血管抵抗増加は，ノルエピネフリン非併用 AKI 症例で有意に増加し，ノルエピネフリン併用 AKI 症例では有意な増加がみられなかった.

文献番号	論文著者/研究デザイン	対象・対照	検査法/評価時期・方法	結果
7	Allgren RL, et al：N Engl J Med 1997；336：828-834. エビデンスレベル：Ⅱ	対象：ATN を合併した重症患者で，24 時間 hANP（anaritide 0.2 μg/kg/min）投与，248 例 対照：ATN を合併した重症患者で，プラセボ投与，256 例	評価時期：1993 年 1 月～1995 年 2 月 評価方法：一次エンドポイント；21 日目までの透析導入のない生存，二次エンドポイント；14 日目までの透析導入，21 日目の SCr，21 日目までの死亡	対象群：一次エンドポイント；21 日目までの透析導入のない生存 43%，二次エンドポイント；14 日目までの透析導入 44%，21 日目の SCr 2.8±2.0 mg/dL，21 日目までの死亡 29% 対照群：一次エンドポイント；21 日目までの透析導入のない生存 47%，二次エンドポイント；14 日目までの透析導入 42%，21 日目の SCr 3.0±2.2 mg/dL，21 日目までの死亡 26% 統計的な有意差の有無：一次エンドポイント；21 日目までの透析導入のない生存 p＝0.35，二次エンドポイント；14 日目までの透析導入 p＝0.75，21 日目の SCr p＝0.98，21 日目までの死亡 p＝0.41 で有意差なし 備考：乏尿患者 120 例を対象としたサブ解析では，hANP 投与により有意に 21 日目までの透析導入のない生存率が増加した (p＝0.008)．逆に非乏尿患者 378 例を対象とした解析では，hANP 投与により有意に 21 日目までの透析導入のない生存率が減少した．

10

造影剤腎症発症後の治療法

文献番号	論文著者/研究デザイン	対象・対照	検査法/評価時期・方法	結果
8	Lewis J, et al：Am J Kidney Dis 2000；36：767-774. エビデンスレベル：Ⅱ	対象：乏尿性 ATN 患者で，24 時間 hANP（anaritide 0.2 μg/kg/min）投与，108 例 対照：乏尿性 ATN 患者で，プラセボ投与，114 例	評価時期：1995 年 12 月～1997 年 4 月 評価方法：1 次エンドポイント；21 日目までの透析導入のない生存，2 次エンドポイント；14 日目までの透析導入，21 日目の SCr，60 日目までの死亡および有害事象	対象群：一次エンドポイント；21 日目までの透析導入のない生存 21%，二次エンドポイント；14 日目までの透析導入 64%，21 日目の SCr 3.1 mg/dL，60 日目までの死亡および有害事象 60%，低血圧（＜90 mmHg）エピソード 95% 対照群：一次エンドポイント；21 日目までの透析導入のない生存 15%，二次エンドポイント；14 日目までの透析導入 77%，21 日目の SCr 2.8 mg/dL，60 日目までの死亡および有害事象 56%，低血圧（＜90 mmHg）エピソード 55% 統計的な有意差の有無：一次エンドポイント；21 日目までの透析導入のない生存 p＝0.216，二次エンドポイント；14 日目までの透析導入 p＝0.054，21 日目の SCr p＝0.948，p＝0.541 と有意差なし．60 日目までの死亡および有害事象 p＜0.001 と有意差あり 備考：乏尿性急性腎不全患者のみを対象とした RCT では，hANP 投与は無効であり，逆に低血圧の有意なリスク
9	Swaerd K, et al：Crit Care Med 2004；32：1310-1315. エビデンスレベル：Ⅱ	対象：開心術後腎前性急性腎不全患者で hANP（50 ng/kg/min）投与，29 例 対照：開心術後腎前性急性腎不全患者でプラセボ投与，30 例	評価時期：1999 年 1 月～2002 年 12 月 評価方法：一次エンドポイント；治療開始 21 日目までの透析導入，二次エンドポイント；21 日目までの透析導入もしくは死亡，ICU 入室期間，ICU 内死亡	対象群：一次エンドポイント；治療開始 21 日目までの透析導入 21%，二次エンドポイント；21 日目までの透析導入もしくは死亡 28%，ICU 入室期間 17.3±2.0 日，ICU 内死亡 24% 対照群：一次エンドポイント；治療開始 21 日目までの透析導入 47%，二次エンドポイント；21 日目までの透析導入もしくは死亡 57%，ICU 入室期間 19.6±2.3 日，ICU 内死亡 27% 統計的な有意差の有無：一次エンドポイント；治療開始 21 日目までの透析導入（HR 0.28，95%CI 0.10～0.73）p＝0.009，二次エンドポイント；21 日目までの透析導入もしくは死亡（HR 0.35，95%CI 0.14～0.82），ICU 入室期間 p＝0.017，ICU 内死亡有意差なし，有意差なし 備考：開心術後の虚血性急性腎不全患者において，hANP 投与は有意に透析導入を減少させる．

文献番号	論文著者/研究デザイン	対象・対照	検査法/評価時期・方法	結果
10	Nigwekar SU, et al：Clin J Am Soc Nephrol 2009；4：261-267. エビデンスレベル：I	対象：hANP を投与された急性腎不全患者 対照：プラセボ投与，標準治療(利尿薬投与など)もしくは無治療の急性腎不全患者 1,861 例の急性腎不全患者もしくはそのハイリスク患者(治療については 1,043 例) (19 個の RCT (治療については 8 個)	評価方法：(治療について)1 次エンドポイント；透析導入，死亡率，2 次エンドポイント；腎機能，有害事象	対象群：一次エンドポイント；透析導入に有意差なし(低用量では減少)，死亡率に有意差なし，二次エンドポイント；観察終了時のSCr 値に有意差なし，低血圧・不整脈は有意に増加(低用量では有意差なし) 備考：hANP 投与は透析導入および死亡率に影響しないが，低血圧などの副作用は増加(低用量では低血圧を増加させず，透析導入を減少させる．また大手術後急性腎不全患者のみのサブ解析でも，hANP 投与は有意に透析導入を減少させる．)

索引

腎障害患者におけるヨード造影剤使用に関するガイドライン 2018

定価（本体 1,800 円＋税）

2018 年 10 月 1 日 第 1 版第 1 刷発行

編著者......一般社団法人 日本腎臓学会・公益社団法人 日本医学放射線学会・一般社団法人 日本循環器学会
発行者......蒲 原 一 夫
発行所......株式会社 東京医学社

〒 101-0051　東京都千代田区神田神保町 2-40-5
編集部......TEL 03-3237-9111 FAX 03-3237-9115
販売部......TEL 03-3265-3551 FAX 03-3265-2750
URL: http://www.tokyo-igakusha.co.jp　　　　E-mail: hanbai@tokyo-igakusha.co.jp
正誤表を作成した場合はホームページに掲載します.

ISBN978-4-88563-295-2 C3047 ¥1800E